Este libro
te calmará

Dra. Jessamy Hibberd y Jo Usmar

Traducción de
María Angulo Fernández

Rocaeditorial

Título original: *This book will make you calm*

Copyright © 2014 Dr. Jessamy Hibberd and Jo Usmar

Primera edición: noviembre de 2014

© de la traducción: María Angulo Fernández
© de esta edición: Roca Editorial de Libros, S. L.
Av. Marquès de l'Argentera 17, pral.
08003 Barcelona
info@rocaeditorial.com
www.rocaeditorial.com

Impreso por Liberdúplex, s.l.u.
Crta. BV-2249, km 7,4, Pol. Ind. Torrentfondo
Sant Llorenç d'Hortons (Barcelona)

ISBN: 978-84-9918-908-6
Depósito legal: B-20.758-2014
Código IBIC: JMAQ; VSPM

RE89086

Índice

Nota de las autoras 4
Introducción 6

Capítulo 1. Entender el estrés 10
Capítulo 2. Terapia cognitivo-conductual 28
Capítulo 3. Respirar hondo 44
Capítulo 4. Atacar la ansiedad 58
Capítulo 5. Controlar el estrés 72
Capítulo 6. ¿Y si dejaras de preguntarte "Y si"? 88
Capítulo 7. Poner la preocupación en su lugar 102
Capítulo 8. Comprobar la realidad 112
Capítulo 9. Dejar de posponer las cosas... YA 128
Capítulo 10. Aprender a calmarse 142

Un último mensaje 154
Lecturas recomendadas 158
Agradecimientos 158

Nota de las autoras

*E*n este mundo de constantes cambios en el que nos ha tocado vivir, a veces la existencia puede ser dura. Día a día, nos vemos empujados en diferentes direcciones, y tenemos que luchar contra la presión a la que nos someten factores externos y, lo que es más importante, a la que nos sometemos nosotros mismos. Cuantas más opciones, más responsabilidad, lo que en determinados casos puede ser un caldo de cultivo para el estrés, la desdicha y la falta de autoconfianza.

Son muy pocas (por no decir ninguna) las personas que creen que pueden abordar sin problemas el trabajo, cualquier tipo de relación y la vida en general. A la mayoría no nos iría nada mal una ayudita de vez en cuando, un pequeño empujón que nos muestre cómo mejorar el estado anímico, cómo cambiar el enfoque respecto a la vida y cómo sentirnos más satisfechos.

Esta serie tiene por objetivo ayudarte a comprender tus sentimientos, pensamientos y comportamientos; asimismo, te ofrece las herramientas para aplicar cambios positivos. No somos fans de la complicada jerga médica, por lo que hemos intentado hacerlo de un modo accesible, relevante y ameno, ya que sabemos que querrás experimentar progresos lo antes posible. Estas guías prácticas y concisas muestran cómo canalizar los pensamientos, desarrollar estrategias de superación y aprender técnicas prácticas para enfrentarte a cualquier adversidad de una forma más positiva y eficaz.

Creemos que la autoayuda no tiene por qué ser un campo confuso, con un tono pomposo o paternalista. Hemos recurrido a nuestra experiencia profesional y a los estudios más avanzados; hemos usado anécdotas y ejemplos que consideramos útiles y que esperamos que también lo sean para ti. La serie se compone de varios títulos; cada uno de ellos aborda un tema —el sueño, la felicidad, la confianza y el estrés— que suscita especial preocupación, para que puedas centrarte en aquellos que más te interesen.

Estas guías se enmarcan dentro de la terapia cognitivo-conductual (TCC), un tratamiento que ha dado increíbles resultados en una amplia diversidad de temas. Estamos convencidas de que esta terapia te ayudará a superar cualquier dificultad.

En estos libros, a menudo encontrarás unos diagramas llamados «mapas mentales». Se trata de un recurso fácil de usar y de entender que muestra cómo los pensamientos, el comportamiento y los sentimientos (desde un punto de vista tanto físico como emocional) están conectados entre sí. La idea es desglosar el problema en partes más pequeñas para que no parezca tan abrumador, y establecer opciones para aplicar cambios.

A lo largo del libro también encontrarás ejercicios y listas de verificación, cuyo objetivo es guiarte a través de pasos prácticos para que modifiques tu enfoque. La intención es facilitar dichos cambios integrándolos en tu rutina, porque no basta con leer la teoría. La única forma de afianzar el bienestar a largo plazo es poner en práctica todo lo aprendido y cambiar la experiencia en tu día a día.

Puedes elegir sentirte mejor —de verdad, sí que puedes—, y estos libros te enseñarán cómo lograrlo.

¡Buena suerte! Si quieres enviarnos tus comentarios, contacta con nosotras a través de la siguiente página web: www.jessamyandjo.com

Jessamy and Jo

Introducción

Si buscas el término «calma» en un diccionario, lo más probable es que te topes con una frase como «después de la tormenta viene la calma», o algo parecido. Esta analogía no solo describe lo que ocurre en la naturaleza, sino también en nuestra cabeza. Los seres humanos experimentamos sentimientos tempestuosos, pero también de calma, y nos deslizamos a lo largo del espectro emocional, pasando por momentos tan opuestos como la desesperación y la euforia. Por desgracia, nuestra respuesta a la presión ambiental, social y psicológica suele ser la misma: nos estresamos, nos preocupamos o nos mostramos ansiosos, y podemos acabar atrapados en un círculo vicioso de tensión. Si estás nervioso o ansioso todo el tiempo, nos apostamos un pastón (hipotéticamente, no queremos darte más preocupaciones) a que tu salud física se está viendo afectada, a que tus pensamientos son en general negativos y a que te comportas de forma inapropiada.

Estrés, ansiedad y preocupación: tres son multitud

Mucha gente tiende a agrupar las emociones que generan taquicardia o un nudo en el estómago bajo un mismo título que, al parecer, lo abarca todo: estrés. Sin embargo, el estrés, la preocupación y la ansiedad son monstruos bien distintos. En los próximos capítulos explicaremos con más detalle sus diferencias pero, por ahora, basta con decir que las tres contribuyen a la sensación de pérdida de control.

Experimentar estrés, ansiedad o preocupación en la vida es natural, por supuesto. Estamos en constante presión por nuestro papel como amigo, familiar, socio, padre, compañero, vecino, alumno, etcétera. Nos cambiamos de máscara varias veces al día, y no solo vivimos de acuerdo con nuestros estándares de éxito, sino también con los de la sociedad en general. El qué se espera de nosotros nos asusta y nos lleva a preguntarnos si podremos lidiar con ello. Vivimos en un mundo muy exigente, y así lo demuestran las estadísticas: el número de admisiones por estrés en hospitales ingleses aumentó un 7 por ciento en el año 2012, y el 44 por ciento de los americanos asegura que sus niveles de estrés han aumentado en los últimos cinco años. El estrés afecta a todo el mundo y la sensación de no poder sobrellevar la situación puede convertir tu vida en un auténtico calvario.

El estrés, la ansiedad y la preocupación pueden afectar tu día a día, y de ahí la importancia de aprender a enfrentarte a los problemas desde una actitud calmada y relajada. Cuando estás bajo presión sientes que pierdes el control de todo, pero no puedes dejarte vencer. La buena noticia es que existen varios trucos preventivos que te ayudarán a tranquilizarte, a hacer tu vida más llevadera y, por lo tanto, a ser más feliz. Y este libro te enseñará a hacerlo.

¿Por qué escoger este libro?

Las dos hemos experimentado estrés, ansiedad y preocupación y creemos que un libro como este nos habría sido de gran ayuda. Hemos tratado de ser lo más concisas posible para evitar aburrirte con una sarta de estupideces médicas confusas con las que no te sientas identificado. Si el estrés, la ansiedad y la preocupación llevan concomiéndote durante un día, una semana, un mes o toda la vida, haznos un favor y dale una oportunidad a nuestras estrategias. Sin embargo, si tus niveles de estrés están afectando demasiado tu trabajo o tu vida familiar, te aconsejamos que pidas hora a tu médico de cabecera para una revisión por si necesitaras la ayuda de un especialista (si bien no hay nada de malo en probar nuestras técnicas y estrategias antes o durante ese proceso). De hecho, hemos incluido una lista de recursos al final del libro.

Estamos cien por cien seguras de que *Este libro te calmará* hará justicia a su título y te proporcionará los medios para trabajar tu capacidad de lidiar con la presión del día a día. Hemos incluido unos consejos y herramientas a lo largo de estas páginas que ofrecen formas sencillas y eficaces de cambiar el modo en que te enfrentas al desasosiego, tanto a corto como a largo plazo. Aprenderás a dejar de mortificarte, a abandonar tu búsqueda inútil de la perfección (por cierto, no existe) y a deshacerte de la idea de que eres menos que los demás. En otras palabras, aprenderás a disfrutar de tu vida.

Cómo funciona

Este es un libro realmente práctico, un manual para aprender a calmarse. Te recomendamos que dediques un poco de tu tiempo y energía a leer estas ideas y utilizar las estrategias que proponemos. Y aunque puedes echar una ojeada a cada capítulo, te animamos a que los leas en orden, ya que cada uno se construye sobre el anterior.

El libro está basado en la terapia cognitivo-conductual (TCC), a la que dedicaremos varias páginas en el capítulo 2. Se trata de una terapia que aborda los problemas y que ofrece una serie de fórmulas para gestionar el aquí y el ahora. Aprenderás una serie de principios y técnicas que te ayudarán a hacer frente a las contrariedades que te preocupan (y las que están por venir). Al fin y al cabo son lecciones que permanecerán contigo durante el resto de tu vida.

Cómo sacar el mayor partido de este libro

◆ Pon en práctica todas las estrategias en lugar de leerlas por
encima (todas las estrategias están siempre identificadas con
el símbolo ✪). Se ha demostrado que estas técnicas
funcionan, así que no creas que eres un conejillo de indias.
Si inviertes el tiempo y la energía suficientes, cambiarán
tu vida para siempre. Algunas te parecerán más eficaces
que otras, pero si no las pruebas todas no sabrás cuál
te resulta más útil para calmarte.

◆ Practica. Si algo no funciona de inmediato, vuelve a intentarlo.
Como ocurre con todo lo demás, cuanto más practiques
más familiar te será esta nueva forma de pensar y actuar.
Adoptar rutinas positivas nuevas puede tomar su tiempo,
pero si las utilizas día a día enseguida te acostumbrarás.

◆ Cómprate una libreta nueva y dedícala exclusivamente a este
libro. Varias de nuestras estrategias implican escribir o
dibujar. Sería muy motivante a la vez que práctico poder
echar un vistazo a cosas que has escrito antes para ver
tu evolución. Además, el propio hecho de escribir ayuda
a la memoria, de modo que tu decisión de cambiar quedará
grabada en tu cabeza de una forma más «oficial».

Sabemos que el estrés, la ansiedad o la preocupación forman
parte de nuestro día a día, pero no deben gobernar tu vida.
Puedes tomar el control y, al hacerlo, te sentirás más feliz, más
seguro y más tranquilo.

Entender el estrés

El estrés tiene muchas caras, de frustración, de miedo y de nervios. En este capítulo explicamos en qué consiste el estrés, su relación con la preocupación y la ansiedad y por qué está afectando tu vida. Entenderlo es un paso básico para aprender a controlarlo.

¿Qué son el estrés, la ansiedad y la preocupación?

*N*o olvides que los pensamientos, el comportamiento, las emociones y la salud física siempre van de la mano. Por ejemplo, si estás celoso, tus pensamientos serán negativos, probablemente tu forma de actuar no sea la deseada y, a nivel físico, te latirá el corazón a mil por hora. Ninguno de estos procesos es más importante que el otro, y ninguno en particular provoca los demás. Todo depende de tu carácter y de la situación en la que te encuentres. En otras palabras: se te pasa por la cabeza una idea negativa que te empuja a comportarte mal, que, a su vez, te hace sentir mal y, como consecuencia, todo tu cuerpo se tensa.

Es un gran círculo vicioso.

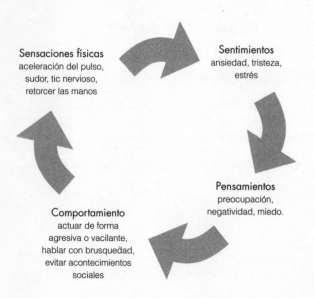

Sensaciones físicas
aceleración del pulso,
sudor, tic nervioso,
retorcer las manos

Sentimientos
ansiedad, tristeza,
estrés

Pensamientos
preocupación,
negatividad, miedo.

Comportamiento
actuar de forma
agresiva o vacilante,
hablar con brusquedad,
evitar acontecimientos
sociales

Estrés, ansiedad y preocupación

Estrés: respuesta a una situación o acontecimiento que ejerce cierta presión sobre ti. Te afecta a nivel emocional y físico y altera tus pensamientos y comportamiento.

Ansiedad: es una emoción. En relación al estrés, es un miedo al fracaso o una percepción de amenaza o peligro.

Preocupación: proceso de pensamiento negativo sobre el futuro. El clásico «¿y si…?».

Ejemplo: el dilema de Poppy

Supuesto A: la hija de Poppy se despierta con un tremendo resfriado y no puede ir al colegio. A Poppy no le quedará más remedio que quedarse en casa a cuidarla, lo cual es frustrante porque tenía una reunión muy importante en la oficina. Poppy se estresa porque está bajo presión, pero no se deja abrumar por la ansiedad porque sabe que puede posponer la reunión sin problemas.

Supuesto B: Poppy se iba a reunir con un cliente internacional de gran reputación que solo está disponible un día. La ahoga la ansiedad por la presión a

⋯⋮⋅ la que está sometida (estrés) porque teme las consecuencias que podría conllevar cancelar la reunión. Eso desencadena pensamientos de preocupación tipo: «¿Y si decide hacer negocios con otra empresa? ¿Y si cree que no merezco su confianza? No puedo permitirme el lujo de perder a este cliente…». Esto podría empezar a manifestarse físicamente: se le acelera el pulso, siente un nudo en el estómago y le tiemblan las manos.

Estamos convencidas de que, en algún momento de tu vida, alguien con buenas intenciones pero muy molesto te ha dicho algo parecido a «cálmate». Como consejo, es bastante inútil, para qué engañarnos. No hay ningún método que te permita apagar o desconectar la ansiedad o la preocupación y cualquiera que te sugiera que sí puedes, por muy buenas intenciones que tenga, solo empeorará las cosas. Sin embargo, existen trucos muy eficaces para ver las cosas desde otra perspectiva, de modo que la próxima vez que alguien te diga que te relajes no sentirás el impulso de abofetearle.

Sentirse estresado

El estrés afecta a cada uno de forma distinta. Los factores que pueden someternos a presión varían según la persona, pero también es cierto que hay algunos temas comunes que nos alteran a todos.

Los factores estresantes universales son factores externos que influyen en nuestra vida y nos someten a presión. La recesión, la expectativa social, la cultura popular y el gobierno juegan un papel fundamental en lo que a nuestra opinión de «dar la talla» se refiere. Por ejemplo, la crisis económica mundial ha cambiado el modo en que planeamos el futuro, pero socialmente, el debate de «tenerlo todo» nos ha convertido en personas competitivas, obsesionadas con lo que han logrado los demás pero también con la opinión que se tiene de nosotros. (¿Soltera? FRACASADA. ¿No te gusta tu trabajo? FRACASADO). Todo ese rollo de «la supervivencia del más fuerte» no solo se ve reflejado en el folclore rupestre. Somos criaturas sociales genéticamente programadas para luchar por dar un sentido a nuestra vida. Si decides no aceptar el reto, tu actitud puede resentirse.

Después están los factores estresantes personales. Dos personas pueden vivir una misma situación de manera completamente diferente. Qué demonios, ¡hasta una sola persona puede afrontar un problema de forma bien distinta dependiendo de cuándo ocurra! Pongamos un ejemplo: es viernes por la tarde. Te escaqueas de la oficina para tomarte un gintónic más que merecido después de la semana tan horrible que has pasado. Sales a la calle, respiras hondo y justo cuando has tomado tu primer aliento de libertad, el jefe te llama. Por lo visto, hay un problema en el proyecto en el que estás trabajando y tienes que llamar a tu colega de Canadá ahora mismo. Te dejas caer sobre la silla del escritorio estresado y enfadado. Ahora imagínate que tu jefe te pilla a la salida del trabajo el lunes, mientras te dirigías a la Cena Más Aburrida del Mundo. Genial, ahora tienes la excusa perfecta para perderte la fiesta y, aunque la llamada de negocios sea un desastre, tienes toda una semana para lidiar con los efectos colaterales.

Estrés positivo

No nos malinterpretes, el estrés no siempre es algo malo. Estar bajo presión puede ayudarte a alcanzar el éxito. Cuando estás aburrido o te falta motivación, tiendes a actuar peor que si estuvieras enfrascado en un asunto que te interesa. No te implicas y, por lo tanto, te da lo mismo el resultado. Es posible que estés convencido de que puedes lograrlo y, por lo tanto, no suponga ningún reto emocional para ti.

El estrés puede ser emocionante. Cuando te dispones a leer un discurso ante doscientas personas, te tiembla todo el cuerpo, las ideas corren a mil por hora por tu cabeza y te sientes preparado para actuar. El ser humano suele sacar lo mejor de sí mismo cuando está nervioso.

Presión y actuación

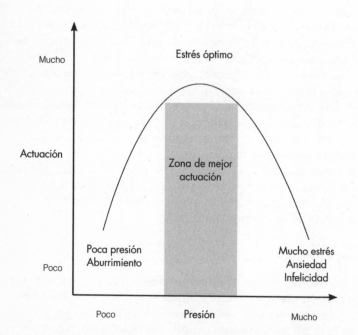

Subirás al escenario con los nervios a flor de piel, y probablemente actuarás mejor gracias a eso. La satisfacción que te invadirá cuando acabes será proporcional a las horas de trabajo que has invertido y a la presión a la que has estado sometido.

Estamos hechos para sobrevivir. Aunque una situación nos provoque tensión, podemos hacer frente al estrés. El corazón bombea más sangre, sentimos un subidón de energía que nos hace estar más alerta y por eso estamos preparados para enfrentarnos a lo que sea. Sin embargo, esta sensación puede sobrepasar un límite. Es como una olla a presión defectuosa. Todo está funcionando a la perfección hasta que la presión empieza a crecer de forma exagerada; entonces la válvula se rompe y la olla explota. Es en ese instante cuando tienes la sensación de perder el control, empiezas a angustiarte y crees no poder con ello.

El diagrama anterior muestra la relación existente entre la presión y la actuación.

Cómo experimentamos el estrés

Todo aquel que sienta que no puede soportar la presión a la que está sometido parecerá estar:

◆ Preocupado
◆ Angustiado
◆ Aislado (empezará a evitar situaciones que pudieran estresarle o causarle algún tipo de preocupación)
◆ Muy susceptible

Ejemplo: el préstamo de Lucy

Lucy acaba de darse cuenta de que debe 500 euros de un préstamo. Si no abona esa cantidad de inmediato le cobrarán un interés desmesurado. No tenía previsto ese gasto en su presupuesto, de modo que no tiene el dinero. La única alternativa que tiene es pedírselo prestado a sus padres, y se siente fatal por varias razones.

1 Tiene veintiocho años y considera que no es edad para pedir más dinero a sus padres.

2 Están jubilados y su único ingreso es su pensión. Necesitan ese dinero.

3 No les contó que había pedido un préstamo, así que cuando les llame el disgusto será doble.

Este estrés hace que esté distraída en el trabajo; se olvidó de una reunión muy importante y ahora tendrá que volver a pedirle al jefe que le haga un hueco en su apretada agenda. Además, contestó de mala manera a un compañero que le pedía que hiciera algo por segunda vez. El corazón le va a mil por hora y no puede dejar de darle vueltas al asunto. No puede evitar pensar todo el tiempo en el daño que va a hacerle a sus padres.

Vamos a trasladar la experiencia de Lucy a un diagrama de lo más vistoso llamado mapa mental. Encontrarás estos gráficos a lo largo del libro porque creemos que es una forma de ilustrar cómo tus ideas, comportamiento, sensaciones físicas y estado de ánimo están interrelacionados.

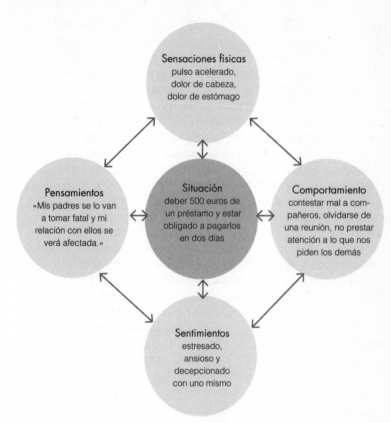

Los síntomas del estrés

En la página 20 encontrarás una lista con algunos de los síntomas más habituales del estrés. Es muy probable que reconozcas algunos, pero estamos seguras de que te llevarás alguna que otra sorpresa. Quizá nunca se te había ocurrido relacionar ese estado de ánimo o sensación física en particular con el estrés. Si tiendes a enfadarte por cualquier cosa, es probable que creas que es porque «eres así y punto», y no porque estés estresado, por ejemplo. La gente suele clasificarse como «aprensiva» o «pesimista», sin pararse a pensar qué razones puede haber tras ese estado de ánimo.

La lista puede resultar un pelín intimidante, pero será reconfortante, sin duda. Tu forma de reaccionar y actuar ante el estrés es completamente normal. Todo el mundo, repetimos, todo el mundo, pasa por eso y, aunque las respuestas individuales varían, siguen más o menos la misma línea. Hay quien se vuelve hiperactivo e intenta hacerlo todo en un periquete; las personas con este carácter beberán más agua, socializarán todo el tiempo e incluso hablarán más rápido. Sin embargo, también habrá quien actúe de un modo completamente opuesto cuando vea asomar el estrés: se volverá más retraído y apenas hablará. Se cuestionará a sí mismo y sus decisiones. Buscará apoyo noche y día y empezará a distanciarse de sus amigos y familiares para evitar cualquier situación que pudiera provocarles estrés. Y por si todo esto pareciera poco, cuando uno sufre cualquiera de estos síntomas es casi imposible conciliar el sueño. La falta de sueño puede volverte loco de remate. El hecho de dormir pocas horas, o ninguna, agota a cualquiera y el cansancio no ayuda a la hora de enfrentarte a aquello que te ha provocado estrés.

Cada persona es un mundo, así que sean cuales sean los síntomas que tengas, no te alteres más de la cuenta porque son totalmente normales:

✪ Los síntomas del estrés

Marca con una cruz los síntomas que padeces. Si reflexionas sobre tu respuesta al estrés enseguida reconocerás qué te hace sentir así y de qué forma se interrelacionan tus reacciones. Es un buen punto de partida para poner en práctica estrategias que examinarán los detonantes del estrés.

Estado de ánimo / sentimientos

- ☐ Ansioso
- ☐ Frustrado
- ☐ Enfadado
- ☐ Sensible
- ☐ A la defensiva

- ☐ Irritable
- ☐ Deprimido
- ☐ Temeroso
- ☐ Avergonzado
- ☐ Inseguro

- ☐ Nervioso
- ☐ Culpable
- ☐ Fuera de control

Comportamiento

- ☐ Aumentar el consumo de alcohol / tabaco / drogas
- ☐ Comer + ó – de la cuenta
- ☐ Posponer las cosas
- ☐ Morderse las uñas
- ☐ Contestar mal
- ☐ Gestionar mal el tiempo
- ☐ Distraerse / desconcentrarse
- ☐ Dejar de realizar actividades de ocio / descuidarse
- ☐ Volverse torpe
- ☐ Dificultad a la hora de tomar una decisión
- ☐ Volverse adicto al trabajo
- ☐ Volverse ausente o retraído (a nivel profesional y social)
- ☐ Volverse insensato
- ☐ Ir siempre con prisas
- ☐ Hablar más / más rápido
- ☐ Volverse olvidadizo (olvidarse las llaves, cerrar, llamar a alguien o dejarse la cartera en casa)
- ☐ Buscar consuelo constantemente

Pensamientos

- ❏ De preocupación, negativos
- ❏ Centrados en uno mismo (todos van a por mí / ¿por qué siempre me pasa a mí?)
- ❏ Culparse (es mi culpa / siempre la fastidio)
- ❏ Compararse (a ella no le habría pasado)
- ❏ Temer lo peor
- ❏ Dudar de poder sobrellevar la situación
- ❏ Tomarse las cosas muy a pecho
- ❏ Confusión
- ❏ Rumiar (obsesionarse con las cosas y no dejar de darles vueltas)
- ❏ Desestructurados

Sensaciones físicas

- ❏ Tensión en el cuello y hombros (dolores generales)
- ❏ Calambres y espasmos
- ❏ Tics nerviosos
- ❏ Dolor en el pecho
- ❏ Pulso acelerado
- ❏ Diarrea o estreñimiento
- ❏ Mareos
- ❏ Ansiedad
- ❏ Dificultad al tragar
- ❏ Estar perezoso o inquieto
- ❏ Insomnio
- ❏ Pérdida de concentración
- ❏ Exceso o falta de apetito
- ❏ Sudor
- ❏ Dificultad al respirar
- ❏ Cansancio
- ❏ Erupciones / irritación de la piel
- ❏ Pérdida de libido
- ❏ Tendencia a pillar resfriados o infecciones

¿Por qué nos estresamos?

El estrés suele clasificarse en dos categorías: agudo y crónico.

El estrés agudo es el más habitual y está provocado por factores estresantes «a corto plazo». Sale a la luz cuando se nos pide algo para ya. Es el tipo de estrés que hemos mencionado antes y que puede ser muy positivo. Puede llevarte a alcanzar el éxito y, de hecho, te hará sentir pletórico. Por ejemplo, una entrevista de trabajo puede conllevar estrés agudo, pero cuando has acabado, te sientes eufórico y orgulloso de ti mismo. Lo mismo puede ocurrir con tu boda, que está a la vuelta de la esquina: todavía quedan muchas cosas que organizar y no tienes tiempo, pero es emocionante. El tiempo es un factor fundamental en estos casos. El estrés agudo está causado por situaciones que te afectan ahora o que sucederán en un futuro no muy lejano. Imagina que tienes un accidente de coche. Llevas el coche al taller a sabiendas que estarás sin él varias semanas y eso puede resultar estresante. Pero sabes que cuando el coche esté reparado, el estrés se esfumará. Lo mismo ocurre si pierdes el móvil, si presides una reunión, si vas a encontrarte con tu ex en una fiesta o si pierdes un documento importante. Estas situaciones pueden ser excepcionalmente estresantes mientras duran.

El tema del control también es esencial: los factores que desencadenan un estrés agudo pueden, hasta cierto punto, depender de ti (puedes llevar el coche al mecánico, prepararte la reunión o evitar a tu ex). Y por eso, y también porque suele haber un límite de tiempo, tienen un impacto a largo plazo menor que los factores de estrés crónico.

El estrés crónico, por otro lado, consiste en una presión a largo plazo creada por situaciones que no tienen una fecha final clara y sobre las que no tienes ningún tipo de control. Por ejemplo: ser infeliz en tu matrimonio, tener un trabajo que desprecias pero soportas porque necesitas el dinero, formar una familia que acaba siendo disfuncional, un problema de salud física o estar en deuda con el banco. Este tipo de estrés es agotador y puede acabar en ansiedad y depresión. Si convives con una situación de angustia permanente, es normal que tu autoestima se vea afectada y pongas en duda tu capacidad de tomar decisiones. Son muchos los que se sienten desbordados por la situación y parecen estar cansados a todas horas. De repente, todo te supone un gran esfuerzo y entras en una espiral de estrés que provoca aún más estrés (por ejemplo: últimamente no has estado de buen humor, así que has preferido no quedar con tus amigos; ahora te preocupa qué pueden opinar de ti). Cuando uno entra en este círculo vicioso olvida el factor estresante original, que queda olvidado en el fondo de la mente como un ruido blanco.

El estrés crónico es muy peligroso porque, en caso de interiorizarlo, la gente se olvida de que está ahí y lo incluye en su vida. Se acostumbra hasta tal punto que considera de lo más normal sentirse nervioso en todo momento.

El estrés, tanto crónico como agudo, no solo aparece cuando vivimos una situación no deseada: también puede estar provocado por cosas buenas que todavía no han ocurrido. Pongamos por ejemplo que mañana acudirás a esa entrevista de trabajo que llevas tanto tiempo esperando: si no va como esperabas y no consigues el trabajo te estresarás. Empezarás a lamentarte, a preguntarte qué vas a hacer ahora o cómo vas a explicárselo a tus amigos y familiares.

El fracaso y el miedo al fracaso también juegan un papel importante. A muchos les asusta no cumplir sus expectativas y, por lo tanto, se añaden una presión innecesaria, a veces superior a su capacidad. También hay quien no se exige nada en absoluto y se estresa porque ve que su vida está abocada al fracaso. Incluso puede que sabotees algunas situaciones para asegurarte de que salgan mal porque así, al menos, no te desmoronarás cuando ocurra.

Esta forma de pensar está basada en exigencias externas o propias.

Exigencias externas y propias

Exigencias externas: Provienen del trabajo, de la familia, de fechas límite, de amigos, de asuntos económicos, de leyes, normas y regulaciones. La lista es infinita. Incluye todo aquello con lo que cargas pero no porque así lo hayas decidido.

Exigencias propias: Es la presión que ejerces sobre ti mismo, tu propia definición de lo que es correcto e incorrecto. Pongamos un ejemplo: tienes un examen cuya nota no altera en absoluto tu media, porque tus resultados a lo largo del curso han sido brillantes. Sin embargo, para ti es importante sacar buena nota. Tus normas personales te obligan a aprobar. Te presionas para dar lo mejor de ti y te estresas cuando, en realidad, no hay presión alguna. Son tus exigencias propias las que establecen esa autocrítica y obligación a alcanzar niveles tan elevados.

Así pues, el porqué y el cómo de tu estrés no solo dependen de una situación específica en la que puedes encontrarte sin esperártelo, sino también de tus juicios internos, de tus ideales, esperanzas y valores.

Si bien es cierto que no puedes cambiar el factor estresante, no olvides que sí puedes modificar el modo en que lo gestionas y te enfrentas a él, y eso puede tener un gran impacto en tu vida y bienestar general.

¿Se nace o se hace?

Ah, el clásico debate: ¿hasta qué punto tu carácter viene dado por la genética y hasta qué punto por tu educación? Pues bien, en lo relativo al estrés, ambas disciplinas juegan un papel importante.

Naturaleza: El temperamento te describe. Aunque prefieras mostrar otra cara en público, estás hecho para responder a las circunstancias de una manera determinada. Hay gente más sensible que otra y, por lo tanto, más propensa al estrés.
La respuesta corporal (instinto de supervivencia, que se resume en enfrentarse y luchar o huir) se activa enseguida y tarda más en calmarse.

Educación: Nuestra percepción del mundo durante la infancia también da forma a nuestro modo de pensar como adultos. Lo que aprendiste de niño, ya fuera positivo o negativo, tendrá cierta influencia en cómo ves y sientes las cosas ahora. Por ejemplo, si tus padres eran exageradamente precavidos, es más que probable que aprendieras a percibir las situaciones como amenazas y, por lo tanto, estés más predispuesto a sentir estrés. Del mismo modo, si tus padres no gestionaban bien la presión es casi imposible que te hayan transmitido mecanismos eficaces para hacer frente a situaciones difíciles. Sin embargo, si en tu familia no había preocupaciones y se recibían las buenas nuevas con los brazos abiertos, habrás crecido con la confianza de saber lidiar con circunstancias estresantes.

Saber dominar el estrés es un arte que mejora con la experiencia (como ocurre con casi todo). Si a lo largo de tu vida has hecho todo lo que estaba en tu mano para evitar nuevos retos, ya sea por miedo al fracaso o porque te ves incapaz de abordar una situación que te preocupa, es lógico que no sepas arreglártelas.

Por supuesto, en toda regla hay excepciones, pero tu forma de pensar, ya sea heredada o aprendida, afectará al modo en que ves y gestionas situaciones estresantes.

Próximos pasos...

Con este libro también aprenderás estrategias y técnicas para gestionar el estrés. Saber reconocer cómo y por qué te comportas, piensas y sientes de una manera determinada es el primer paso para cambiar estos patrones de comportamiento y sentirte más tranquilo.

Los «imperdibles» del capítulo

✓ Puedes cambiar el modo en qué reaccionas al estrés y confiar en tu capacidad de afrontar situaciones estresantes.

✓ Aprender a controlar el estrés a corto y a largo plazo te hará sentir que controlas la situación.

✓ Deja de ser tan exigente contigo mismo y no te pongas tanta presión. Recuerda que la perfección no existe.

Capítulo **2**

Terapia cognitivo-conductual

En este capítulo te explicamos en qué consiste la terapia cognitivo-conductual y te damos las claves para empezar a utilizarla para combatir el estrés, la preocupación y la ansiedad.

¿Qué es la TCC?

Si es la primera vez que oyes el término de terapia cognitivo-conductual (TCC), no te preocupes. Sabemos que puede sonar a una especie de proceso evaluativo propio de una novela de ciencia ficción. Pero, por suerte, nada tiene que ver con eso. Es uno de los tratamientos basados en pruebas más eficaz y puntero para tratar problemas de salud mental. Y sí, el estrés, la ansiedad y la preocupación se pueden incluir bajo esa etiqueta.

Los tiempos cambian y afortunadamente la salud mental ha dejado de ser un tema tabú. Gracias a las campañas promovidas por algunas organizaciones benéficas (como MIND o Time to Change), a grupos de información e incluso a personajes públicos, la gente ya no huye despavorida cuando mencionas las palabras «bienestar mental». Esto es maravilloso pero, por desgracia, todavía se ve como un estigma admitir que nos cuesta hacer frente a algo. Quizá sientas que estás defraudando a alguien cuando no te ves capaz de «mantener la compostura». No son más que sandeces. El estrés y la ansiedad pueden convertirse en grandes problemas si se han aferrado a ti como parásitos y pueden afectar tu vida. «Supéralo» no es un buen consejo, créenos. No eres un fracasado por sentirte abrumado por la situación: es completamente normal. Intentar aprender a lidiar con ello es lo mejor que puedes hacer. Y aquí es donde entra la TCC.

Liderada por el doctor Aaron T. Beck en la década de 1960, la TCC es, hoy por hoy, la terapia más recomendada por el Instituto Nacional de Excelencia Clínica (NICE), puesto que se considera un tratamiento sumamente eficaz que puede aplicarse a una gran variedad de trastornos, desde depresión y ansiedad hasta insomnio y trastorno obsesivo-compulsivo. Su objetivo es encontrar estrategias útiles para gestionar situaciones que te desbordan. Una vez hayas puesto en práctica esas técnicas, las interiorizarás, de manera que cuando vuelvas a necesitarlas recurrirás a ellas de manera inconsciente. Estamos convencidos de que el modo en que interpretas una situación afecta a tu estado de ánimo, a tu comportamiento, a tu estado físico y a tus ideas. Y esta es la base fundamental de la TCC.

Dicho en otras palabras, el modo en que percibes una situación influye en qué vas a pensar y cómo te vas a sentir tanto en el plano emocional como físico. Construyes el significado de lo que ocurre a tu alrededor antes de actuar.

Ejemplo: el enfado de Rebecca

Rebecca y su novio, Jack, se habían embarcado en el proyecto de comprar un piso juntos, un Gran Proyecto. Se las habían apañado para ahorrar un buen pico para la entrada, y eso representaba un paso de gigante en su relación.

Estaban a punto de conseguir las llaves; lo único que les quedaba por hacer era firmar el contrato y transferir la entrada del piso. Con gran emoción, los dos garabatearon su firma en todo el papeleo y Jack prometió que entregaría los contratos de camino al trabajo. De hecho, insistió bastante en hacerlo. Rebecca y Jack siempre discutían por lo mismo: la ganduleria de él. Pero ella pensó que su novio quería demostrarle que podía resolver sus asuntos si estos eran importantes. Se sentía orgullosa de él, y satisfecha porque por fin mostraba cierto interés por algo en común. ⋯⋯⋗

····∴ Un par de días después, el abogado llamó porque todavía no había recibido los papeles. Les aseguró que, si no los tenía sobre su mesa el lunes, la venta se cancelaría. En un estado de pánico, Rebecca preguntó a Jack por qué no habían llegado y si podía ver el resguardo de correos. Avergonzado, Jack admitió que no los había enviado. Había entregado el sobre con todos los documentos a un becario para que se ocupara de ello, así que no tenía ni la más remota idea de dónde estaban ni de cuándo llegarían. Había enviado sus detalles financieros más importantes al País de Nunca Jamás.

Rebecca se puso hecha una furia.

Jack lo había hecho a propósito, para demostrar que una actitud relajada era la mejor opción, pero le había salido el tiro por la culata. Ahora perderían el piso, ¡y todo por su culpa!

Le gritó y después se fue directa a un bar con una amiga para despotricar largo y tendido. Durante el fin de semana apenas se dirigieron la palabra, y a Rebecca la reconcomía la ansiedad por lo que ocurriría el lunes.

A primera hora del lunes, el abogado les envió un correo electrónico informándoles de que había recibido el sobre y que todo estaba en orden: el piso era suyo. Recogieron las llaves, pero la celebración fue un poco triste.

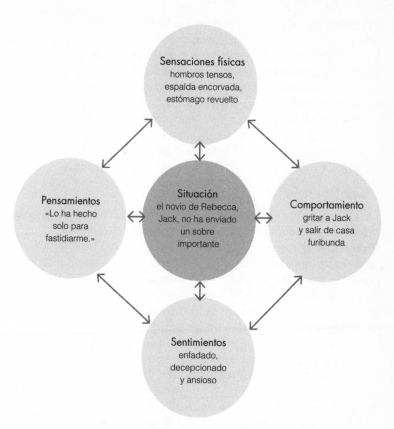

Sensaciones físicas
hombros tensos,
espalda encorvada,
estómago revuelto

Pensamientos
«Lo ha hecho
solo para
fastidiarme.»

Situación
el novio de Rebecca,
Jack, no ha enviado
un sobre
importante

Comportamiento
gritar a Jack
y salir de casa
furibunda

Sentimientos
enfadado,
decepcionado
y ansioso

Este es el mapa mental de Rebecca. Si hubiera estado más
tranquila, habría interpretado la situación de una forma distinta,
lo que, sin duda, habría facilitado las cosas. Podría haber dejado que
Jack se explicara y pensar en una solución al problema entre los dos
(quizá presentarse en el despacho del abogado y firmar todos los
papeles en caso de no recibir el sobre). En lugar de haber estado
distantes y nerviosos todo el fin de semana, habrían compartido

sus preocupaciones. Rebecca habría podido ver la situación desde otra perspectiva y darse cuenta de que si Jack siempre actúa así, buscando un atajo que le facilite el trabajo, no es que quisiera fastidiarla. Tan solo se estaba comportando como siempre.

La TCC te enseñará a ser consciente de cómo actúas y de cómo te sientes emocional y físicamente. Empezarás a cuestionarte tus ideas y su validez y, poco a poco, también tu reacción ante una situación estresante. Esta, que hasta ahora se traducía en un nudo en el estómago, se tornará más tranquila y moderada.

Cómo entender el estrés utilizando la TCC

La TCC consiste en reconocer que no es el factor estresante lo que nos estresa sino el modo en que lo interpretamos. Pongamos de nuevo a Rebecca como ejemplo. El hecho de que Jack no hubiera enviado los documentos tal como ella habría hecho le provocó un gran estrés porque interpretó la situación como un ataque personal y la antesala al desastre. Si en cambio lo hubiera contemplado como una simple molestia, se habría ahorrado tirarse de los pelos.

El psicólogo Arnold Allan Lazarus cree que la mente humana, cuando se enfrenta a una situación estresante, pasa por dos etapas de interpretación bien distintas:

Valoración primaria: ¿Hay un problema?
Valoración secundaria: ¿Puedo lidiar con el problema?

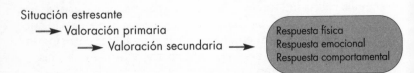

Situación estresante
⟶ Valoración primaria
⟶ Valoración secundaria ⟶ Respuesta física
Respuesta emocional
Respuesta comportamental

El estrés no solo depende de cuán grande sea el problema, sino también de si creemos que podemos lidiar con él o no. Y eso cambia según las exigencias externas y propias de cada uno, según cómo controlamos nuestros sentimientos, el tiempo que llevamos viviendo esa situación (y lo que todavía está por venir) y también del tipo de persona que somos. Imagina que tu jefe te obliga a pasar el fin de semana en un hotel apartado para fomentar el espíritu de grupo y de repente hay un corte de luz. Todo el mundo se queda en el restaurante hasta que el problema se solucione. Tu valoración inicial sería algo como: «Esto es un desastre. Estoy encerrado en un hotelucho con los del curro y ni siquiera puedo ir a mi habitación». Sin embargo, Clare, que también ha venido, puede pensar: «Bueno, al menos ahora tendremos algo de qué hablar». Nunca coincidimos en nuestras valoraciones iniciales; allí donde uno ve un problema, otro puede ver una oportunidad.

Estas valoraciones deciden si interpretas una situación como un problema, que provocará ansiedad y mal humor, o como un obstáculo a superar que te proporcionará crecimiento y desarrollo. Así pues, las situaciones desafiantes pueden ser destructivas (los problemas te ahogarán) o constructivas (harás frente a cualquier situación).

Después vienen las valoraciones secundarias. Ya has decidido que el apagón es un problema, y ahora debes averiguar si puedes sobrellevarlo o no. Si lo primero que se te pasa por la cabeza es: «Las cajas registradoras no funcionan, así que ni siquiera puedo comprarme algo para beber. Es la peor noche de mi vida», tus niveles de estrés se dispararán. Sin embargo, Clare, que está convencida de que el corte de luz no es un problema, pensará: «Al menos el director es divertido y nos darán cena gratis».

Incluso en situaciones que cualquiera catalogaría como estresantes (un apagón), las valoraciones secundarias pueden ser muy distintas. Si te consideras una persona con pocas habilidades (te cuesta entablar conversación con tus compañeros o disfrutar de su compañía), te angustiarás y tirarás la toalla enseguida. La ansiedad empezará a absorberte y no verás ninguna salida. Descartarás cualquier buena noticia porque te cegará la negatividad: «Agh, este bocadillo que nos han dado está asqueroso».

A continuación verás un mapa mental y en la página 38 podrás observar un círculo vicioso que muestra qué pasa por tu cabeza cuando piensas en negativo. El mapa mental ilustra cómo las valoraciones negativas, tanto primarias como secundarias, afectan tu comportamiento a nivel físico y emocional, mientras que el círculo vicioso plasma cómo la sensación de no poder lidiar con un problema solo provoca más inseguridad, de forma que te preocupas por tu preocupación.

Si bien las valoraciones primarias y secundarias dejan entrever que los procesos mentales son el factor más importante en el modo en que valoramos nuestros niveles de estrés, esto no siempre es cierto. Por ejemplo: alguien recibe una muy mala noticia y, de inmediato, da un puñetazo a la pared (comportamiento), razón por la cual le duele la mano y se le acelera el corazón (respuesta física), y ello le empuja a pensar con negatividad («Me he hecho polvo la mano, he roto la pared y para colmo tengo que ocuparme del problema original»). No solo le abrumará el estrés, sino también la ira y la frustración.

Sea cual sea tu primera reacción, la TCC cambiará tus valoraciones primarias y secundarias para que intentes encontrar soluciones a los problemas en lugar de obsesionarte con las cosas negativas.

Estos pasos (la idea, la respuesta física y el comportamiento) pueden actuar como puntos de intervención. Ahora mismo, los ajustes por defecto de estos pasos están

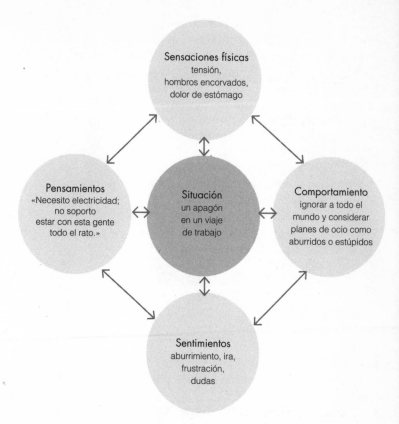

programados para ser negativos. Sin embargo, si intentas cambiar uno y volverlo positivo, se producirá el efecto dominó sobre los demás y beneficiará tu estado de ánimo.

Cómo funciona la TCC y cómo te ayudará

La TCC pretende ayudarte a:
◆ Identificar el origen del estrés

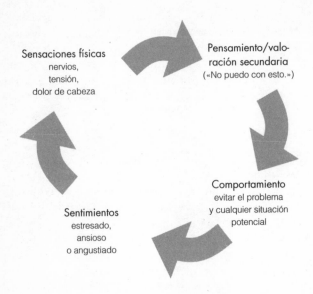

Sensaciones físicas
nervios,
tensión,
dolor de cabeza

Pensamiento/valo-
ración secundaria
(«No puedo con esto.»)

Comportamiento
evitar el problema
y cualquier situación
potencial

Sentimientos
estresado,
ansioso
o angustiado

◆ Cambiar tu valoración primaria y secundaria de la situación
◆ Darte cuenta de que tu reacción puede contribuir al
  problema
◆ Aprender estrategias y técnicas que te ayuden a gestionar
  y reducir el estrés
◆ Valorar tus ideas e interpretaciones contraproducentes
◆ Poner a prueba interpretaciones alternativas
◆ Reestructurar tus prioridades

La TCC resuelve los problemas desde una perspectiva activa.
Mientras lees de cabo a rabo este capítulo, recuerda poner en
práctica los ejercicios si quieres ver cambios permanentes.

✪ Tu propio mapa mental

Nos gustaría que dibujaras un mapa mental. Si reflexionas sobre una situación en particular, distinguirás el problema y podrás darte cuenta de hasta qué punto te afecta a nivel personal. Quizá creas que algo como «¿Por qué siempre me pasa a mí?» es un pensamiento justificado y espontáneo que, en realidad, no significa nada, pero te equivocas. Esa idea puede llegar a alterar tu comportamiento, afectar tu bienestar físico y cambiarte el humor. En resumen, sí importa.

Para completar tu mapa mental, identifica una situación muy reciente que te haya provocado estrés. Escríbela. Trata de recordar cómo te sentiste físicamente (¿Sentiste un vacío en el estómago? ¿Se te disparó el corazón?). Rememora todas las ideas que te pasaron por la cabeza, cómo reaccionaste (comportamiento) y tus emociones. Echa un vistazo a nuestra lista de emociones habituales que pueden ser síntomas de estrés en el capítulo 1 para refrescarte la memoria.

En la página siguiente encontrarás un ejemplo que te ayudará a empezar. Tras completar el mapa mental te darás cuenta de cómo gestionas el estrés. Anota qué parte te ha resultado más sencilla de escribir. Quizás hayas experimentado reacciones físicas muy evidentes y puedes empezar a trabajar desde ahí. De repente recuerdas aquel día en que estuviste muy tenso, con un vacío en el estómago, como si estuvieras montado en una montaña rusa. Y eso te ayuda a percatarte de que esos síntomas eran consecuencia de una idea: «Voy a arruinar la boda». Lo primero que te ha venido a la mente será tu punto de inicio y, a partir de ahí, puedes completar las demás partes. Cuanto mejor identifiques las cuatro partes del mapa, más opciones tendrás para realizar cambios y estar más calmado.

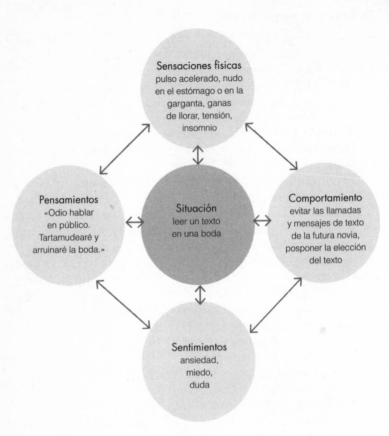

Pronto podrás desafiar a tus pensamientos, sensaciones físicas y comportamiento, los principales culpables de tu estado de ánimo. Retomando el ejemplo anterior, aquí tienes los desafíos en los que deberías empezar a pensar:

Pensamientos: Aunque tartamudearas durante tu discurso, ¿de veras arruinarías toda la boda? Nadie prestará más atención a la lectura que tú. Además, todo el mundo estará contento. Si se te escapa un estornudo, los invitados lo entenderán.

Sensación física: Tu cuerpo te advierte de que se ha presentado una situación a la que debes hacer frente. Puedes controlarla si aprendes técnicas de relajación (más sobre el tema en el próximo capítulo).

Comportamiento: Evitar el problema solo empeora las cosas. Te arriesgas a decepcionar a tu amiga y tendrás menos tiempo para preparar y ensayar el discurso.

Desafiar a cualquiera de ellos tendría un efecto dominó y tu estado de ánimo acabaría beneficiándose. Así que tu mapa mental debería parecerse al de la página 42.

✪ Las ideas no son hechos

Es un mensaje clave que iremos repitiendo a lo largo del libro. Cuando uno piensa «No puedo hacerlo» / «Todos me odian» / «No soy lo bastante bueno», es muy fácil aceptar estas ideas como hechos y sentirse fatal. Pero solo son ideas, no hechos. Son hipótesis que nacen de tu cerebro con tendencia negativa, representaciones de tus sentimientos en un momento determinado que, casi siempre, no tienen ninguna base.

Queremos que te des cuenta de esto para que, cuando se te pase una idea así por la cabeza, en lugar de considerarla como cierta seas capaz de desafiarla y cambiarla. La frase «No puedo hacerlo» debería transformarse en «Creo que no puedo hacerlo». Es una diferencia muy pequeña pero

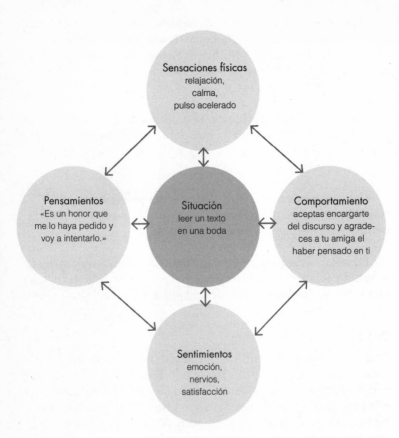

esencial que te ayudará a no aceptar ese tipo de ideas como hechos sin pruebas. De acuerdo, crees que no puedes hacerlo, pero… ¿es el caso? ¿Cuáles de tus habilidades y destrezas te permiten lograrlo? ¿Alguna vez has intentado hacer algo parecido antes? Intenta encontrar puntos de vista alternativos que rebatan esas ideas. Enfrentarse a ellas nos demuestra cuántas veces nos infravaloramos con afirmaciones desoladoras y nos anima a pensar: «Quizá podría hacerlo», una frase que te hará sentir más tranquilo y con el control de la situación.

Próximos pasos

Practica y completa un mapa mental utilizando diversas situaciones estresantes que hayas vivido. Si aprendes a identificar tus respuestas, más fácil te resultará cambiarlas. Cuando uno empieza a reflexionar sobre cómo gestiona el estrés, también se cuestiona los ajustes negativos por defecto, y eso te calmará.

Los «imperdibles» del capítulo

✓ La TCC cambiará tus respuestas instintivas al estrés, lo que te hará sentir que tienes el control de la situación.

✓ Tu forma de pensar, de comportarte y de sentirte física y emocionalmente están interrelacionadas: si cambias una para mejor, el resto hará lo mismo.

✓ Tu nivel de estrés depende de tu interpretación de una situación. Alterar y poner en duda tus valoraciones inmediatas te calmará .

3

Respirar hondo

Los efectos físicos del estrés suelen ser los más evidentes y agotadores. En este capítulo explicaremos por qué el estrés te afecta hasta tal punto y qué puedes hacer para relajar el cuerpo.

Con el estrés a flor de piel

*C*uando uno asegura «sentirse estresado» es más que probable que se refiera a un estrés físico y mental. La cabeza está a punto de estallarte y sientes el cuerpo acelerado. Cuanto más negativos y nerviosos sean tus pensamientos, más pública será la reacción corporal. Esto puede resultar muy agotador. No solo te angustia el problema original, sino que además te preocupan esas reacciones físicas tan incómodas porque temes que los demás se percaten de ellas.

Al interactuar, el ser humano expresa sus emociones e ideas a través de representaciones físicas (el famoso lenguaje no verbal). Por ejemplo, cuando uno está contento, sonríe; cuando está molesto, frunce el ceño, y cuando tiene miedo, tiembla. Existen matices, por supuesto, pero tu apariencia física es la primera impresión que la gente se lleva de ti.

En general, todo el mundo comprende el significado de la mayoría de reacciones físicas, básicamente porque son muy obvias, incluyendo nuestra respuesta al estrés. Visión borrosa, falta de aire, temblores, estómago revuelto, mareos… Es casi imposible ocultarlas y, no nos engañemos, no son agradables. Lo más seguro es que parezcas desorientado, confuso o preocupado. Quizá tengas la espalda encorvada, estés inquieto, tiritando o sudando. Estos síntomas físicos pueden ser agotadores y, sin duda, afectarán a tu día a día.

Reflejo de lucha o huida

Da igual los aparatos electrónicos de que dispongas, o esa ropa tan estilosa que te compras: somos animales, y punto.

Todavía contamos con esos instintos de supervivencia innatos que nuestros ancestros cavernícolas utilizaban a diario y, aunque no tenemos que enfrentarnos a tigres con colmillos afilados para sobrevivir, nuestros instintos más primarios no han desaparecido.

Nuestra reacción automática al estrés y ansiedad se denomina «reflejo de lucha o huida», que se dispara cuando percibimos una amenaza o peligro. Imagina que estás arreglando el jardín cuando, de pronto, un tigre enorme aparece entre los matorrales y avanza hacia ti enseñándote los colmillos. Tienes dos opciones: o enfrentarte al tigre o salir pitando en dirección opuesta. Ambas alternativas exigen una fortaleza física importante y para hacértelo más fácil, tu sistema nervioso simpático (y muy eficiente) desprende adrenalina y cortisol.

Tu corazón empieza a latir más deprisa, bombeando sangre a lugares que no la necesitan y a los músculos y extremidades que ahora exigen más energía. Esos músculos se tensarán, preparándose para la acción. Tu frecuencia respiratoria aumentará, de forma que tendrás más oxígeno en la sangre y tus sentidos estarán más despiertos: pupilas dilatadas para afinar la vista, oídos que se transforman en micrófonos de alta definición y una percepción del dolor que se atenúa. La sangre parece congelarse: de pronto los dedos de las manos y pies empalidecen y se enfrían. Esto ocurre porque, en caso de que el tigre se abalance sobre ti, es menos probable que mueras desangrado (asqueroso, pero ingenioso). El cuerpo empieza a sudar para evitar recalentarse.

Estás en «modo ataque», preparado física y psicológicamente tanto para luchar como para huir. Tu mente racional ha pasado a un segundo plano; cuando tienes frente a ti un tigre, no te da tiempo a pensar algo como «¿Qué diablos hace un tigre en mi jardín?». Tienes que lidiar con ello. Tu cuerpo sabe que ese tipo de preguntas solo entorpece decisiones, así que ni se las plantea. De lo contrario, todo se convertirá en una amenaza real. Exagerarás cualquier provocación porque tu sentido del miedo está al límite.

Una vez has esquivado al tigre y te has encerrado en casa para llamar al zoológico local, tu sistema parasimpático entra en acción: tus nervios desprenden noradrenalina, que ayuda a invertir los cambios realizados, de modo que poco a poco todo vuelve a la normalidad. ¿No es un proceso asombroso? Más o menos.

Este reflejo fue esencial para la supervivencia humana. El problema es que, miles y miles de años después, seguimos estando programados igual. Nuestro sistema de lucha o huida es igual de sensible, y se acciona cuando sentimos miedo, ansiedad o estrés. Ahora que no tropezamos con tigres salvajes cada dos por tres, sentirse así puede resultar incómodo. Crisis económicas, problemas de pareja, preocupaciones médicas, jefes insoportables… Podemos enfrentarnos luchando contra ellos o huyendo (salvo en el caso del jefe). Y tu cuerpo te prepara para ello. De pronto, la adrenalina y el cortisol se apoderan de tu flujo sanguíneo y tu mente racional desaparece. La noradrenalina no te relaja de inmediato, lo que significa que puedes tardar bastante tiempo en recuperarte físicamente.

Y eso no es todo. El reflejo de lucha o huida no solo se dispara cuando nos enfrentamos a problemas tangibles (como tigres, dificultades económicas o desempleo), sino también a imaginarios (temes haber hecho el ridículo o te asustan las críticas). La sociedad actual es muy exigente y por eso la reacción corporal ante el estrés se activa demasiado a menudo. A veces ni siquiera tenemos tiempo de recuperar la normalidad y de ahí que algunos vivamos en constante tensión.

Cuando uno sufre estrés recurrente, el cuerpo y la mente pierden la capacidad de sobrellevar realidades cotidianas. El cambio físico puede ser dramático. El hecho de que la sangre no alcance esos lugares que no la necesitan puede provocar náuseas o estreñimiento, ya que el aparato digestivo se atrofia. Las glándulas dejan de segregar saliva, lo que provoca sequedad en la boca, y la dificultad en respirar conlleva mareos y sofocos. Estos síntomas hacen bastante difícil dormir y todos sabemos que la falta de sueño es agotadora. Así pues no te sorprenderá que todos estos síntomas agoten tu energía física y mental.

La relajación física

La relajación debería ser un método fácil e infalible para librarse de la tensión. Mucha gente cree saber relajarse, pero en realidad no tienen la más remota idea. Meterse en la bañera y contemplar el techo mientras repasas todas las cosas que te quedan por hacer no es relajante. Relajarse es todo un arte, y exige práctica. Si tiendes a estresarte cada dos por tres, te aconsejamos que aprendas a relajarte e invertir todo el tiempo que haga falta para librarte de todo lo que te angustia.

Es físicamente imposible sentirse relajado y estresado al mismo tiempo (como estornudar con los ojos abiertos), así que aprender a relajarse es imprescindible para todo el mundo.

Y relájate…

Decide cuándo y dónde quieres relajarte para planearlo de antemano. Resérvate un hueco en tu agenda (así es más fácil que lo hagas).

Existen tres técnicas: relajación muscular, ejercicios de respiración y ejercicios de visualización. Por favor, pruébalas todas al menos un par de veces. Sin duda, una te parecerá más interesante o atractiva que las demás, pero es importante que las pruebes todas porque quizá te sorprendas al averiguar cuál te conviene más y se te da mejor. Aunque estés en la oficina, deberías encontrar un lugar tranquilo y dedicarle diez minutos.

Y lo más importante: no te juzgues. Aunque seas la persona más cínica del mundo, inténtalo. No te culpes ni te frustres si ves que no funciona al principio… la relajación implica práctica. Intentar relajarse es mejor que seguir estresado, créenos. Así, cuando tu cuerpo esté en tensión, podrás frenar tu reflejo de lucha o huida o relajarte en poco tiempo.

✪ Relajación muscular progresiva

Cuando el estrés aparece, los músculos se tensan, pero como tu mente está ocupada en otras cosas, quizá no te des cuenta hasta tiempo después. Tensar y descansar varios músculos provoca un estado de relajación profunda y además ayuda a aclarar las ideas. Y es que, en lugar de obsesionarte con tus problemas diarios, te concentras en tu cuerpo. Si vuelves a tensarte, el cuerpo reconocerá la sensación de inmediato (gracias a una memoria muscular) y sabrá cómo calmarse. Si las preocupaciones se cuelan en tu cabeza, échalas de una patada y céntrate de nuevo en la tarea que te ocupa.

Hablar para motivarse y centrarse en uno mismo

A lo largo de este capítulo te pediremos que charles contigo mismo, en voz alta o en silencio, como quieras. Es muy importante porque significa que estás controlando el ejercicio (no solo tensas los músculos, sino que lo haces a conciencia). Además también dejarás de pensar en el estrés. No tiene sentido que tenses la pierna y sigas pensando en ese asunto que tanto te angustia. Si estableces un diálogo contigo mismo, obligas a tu cabeza a centrarse en tu cuerpo, aislándola así de preocupaciones externas.

Si tensionas un músculo durante unos segundos y luego descansas, el músculo queda más relajado que antes.

Para empezar

- ◆ Siéntate. Relaja todo tu cuerpo, de pies a cabeza
- ◆ Echa los hombros atrás y pon los omóplatos planos
- ◆ Gira los tobillos y estira las piernas
- ◆ Sacude los brazos y dobla las muñecas contra el suelo o los muslos
- ◆ Gira la cabeza de izquierda a derecha, y de arriba abajo

Piernas

- ◆ Levanta una pierna del suelo (unos 20 cm)
- ◆ Estira los dedos mirando hacia el techo y mantén esta posición durante diez segundos, o hasta que los músculos

empiecen a temblar y di en voz baja: «Descansa».
Entonces relaja los dedos y apoya de nuevo la pierna en
el suelo. Espera diez segundos y recita: «Noto la tensión
desapareciendo de mi pierna… aunque la sienta pesada
y caliente por el esfuerzo…. ¡está relajada!».

◆ Repite lo anterior una vez más con la misma pierna
antes de empezar con la otra.

Trasero y muslos

◆ Aprieta los glúteos y los muslos al mismo tiempo.
Aguanta todo lo que puedas y, al descansar, murmura:
«Descansa». Haz una pausa de diez segundos y céntrate
en lo bien que te sientes cuando tienes los músculos
relajados

◆ Repite el ejercicio

Estómago

◆ Realiza el mismo ejercicio con los músculos
abdominales

◆ Repite el ejercicio

Espalda y cuello

◆ Concéntrate y tensa todos los músculos de tu espalda.
Arquéala para estirar la columna, desde el coxis hasta el
cuello. Mantén la postura y después descansa

◆ Repite el ejercicio

Brazos y hombros

◆ Imagina que tienes una barra suspendida sobre tu cabeza
y la utilizas para levantarte. Agárrate con toda la fuerza

que puedas. Flexiona los músculos de los brazos y hombros, encoge los hombros y mantén la postura el máximo tiempo posible. Después murmura: «Descansa». Haz una pausa de diez segundos y aprovecha la agradable sensación de tus músculos relajándose
◆ Repite el ejercicio

Mandíbula
◆ Aprieta los músculos de la mandíbula, haciendo especial hincapié en las muelas. Aguanta el tiempo que puedas y después articula: «Descansa», y relájate
◆ Repite el ejercicio

Cara
◆ Retuerce los músculos faciales como si se tratara de un concurso de muecas. Espera diez segundos, hasta que notes la tensión en la cara. Di: «Descansa», y relájate
◆ Repite el ejercicio

Ojos
◆ Túmbate y céntrate en un punto del techo. Sin mover la cabeza, mira hacia la derecha, después al centro, luego hacia la izquierda y de nuevo al centro
◆ Frota las palmas de las manos hasta que notes cierto calor. Cierra los ojos y apoya las palmas encima. Deja que sientan el calor. Di «Descansa», aparta las manos y relájate

Cuerpo entero
◆ Tensa los pies y aprieta los puños. Encoge los hombros y

tensa la mandíbula y la cara. Ahora flexiona todo tu cuerpo; arquea la espalda todo lo que puedas, desde los talones hasta la cabeza. Mantén la postura el máximo tiempo posible, hasta que el cuerpo empiece a temblar. Después di: «Descansa» y relájate mientras la tensión se va esfumando

Y por último

◆ Cierra los ojos. Centra la atención en cada parte de tu cuerpo, desde las piernas hasta la cabeza. Si en alguna zona detectas tensión, ténsala más. Después descansa e imagina cómo la tensión abandona tu cuerpo
◆ Continúa así un par de minutos. Piensa en tu cuerpo, concéntrate en los músculos, en lo relajados que están. Si de repente te vienen ideas estresantes a la mente, no te reprendas por ello y trata de centrarte de nuevo en tu cuerpo. Di: «Ahora estoy relajado. Tengo las piernas relajadas. Los muslos y el abdomen relajados. Los brazos, hombros, mandíbula, rostro y ojos relajados. La tensión ha desaparecido»

✪ Respirar hondo

Cuando uno está estresado respira con dificultad y el cuerpo se prepara para luchar o huir. Hay quien, en cambio, contiene la respiración. Centrarte en respirar es un modo de calmar el cuerpo, lo que facilita que el oxígeno llegue al cerebro, por cierto. Lo mejor de todo es que lo puedes hacer en cualquier sitio.

◆ Apoya una mano sobre el pecho y otra sobre el abdomen
◆ Respira lentamente (mejor por la nariz y con la boca cerrada)

- Al inhalar, céntrate en notar cómo el abdomen se infla bajo la mano
- Contén la respiración dos segundos
- Suelta el aire poco a poco por la nariz y siente el estómago desinflándose bajo la mano
- Sonríe mientras exhalas (sonreír te hace sentir más feliz). Piensa en alguien a quien quieras o en un lugar que te encante, en cualquier cosa que te inspire una sonrisa.

✪ Vías de escape

Ahora vamos a proponerte algo que te parecerá una locura, pero confía en nosotras. La idea es la siguiente: imagina un lugar hermoso y relajante… Visualízate ahí y vive la experiencia. Recuerda cada sabor, olor, sonido e imagen. Si de veras crees que estás en ese lugar, se convertirá en tu vía de escape. Puedes darle forma y transportarte hasta allí cada vez que estés estresado para recibir una dosis de positividad.

Para empezar
- Ve a un lugar tranquilo y pacífico donde nadie pueda molestarte
- Túmbate o siéntate
- Respira hondo varias veces (utilizando el ejercicio anterior). Expulsa cada pensamiento estresante cada vez que sueltes el aire
- Analiza tu cuerpo y fíjate en las zonas tensionadas. Después libera esa tensión utilizando el ejercicio de relajación muscular progresiva que aparece en las páginas 50-54 si es necesario

Este solo es un ejemplo de vía de escape. Puedes utilizar

Ejemplo: vía de escape

Imagínate caminando a través de un campo infinito.
Hace calor y el cielo está despejado. De pronto ves
un río. Te acercas a él. La sombra de unos majestuosos
árboles proyecta una luz preciosa. Alcanzas la orilla
y te sientas. Te descalzas y metes los pies en el agua
fría. Te tumbas y tomas una bocanada de aire fresco
y limpio. Jugueteas con los guijarros. El sonido del
agua del río te tranquiliza. Notas las olas refrescantes
bajo tus pies. Unas nubes esponjosas forman siluetas
en el cielo azul. Hueles la tierra húmeda bajo tu
cuerpo, la hierba y el bosque. Jamás te habías
sentido tan relajado y en paz contigo mismo.

Respiras hondo y sueltas el aire poco a poco.
Descansa el tiempo que necesites. Y luego, cuando
estés preparado, desvía la atención hacia la
habitación.

esta o crear una propia vía, idear un lugar que te haga
sentir tranquilo y relajado. Imagínalo a todo color y con
sonido envolvente. ¿Qué ves, escuchas, tocas, hueles o
incluso saboreas? Si te esfuerzas e intentas visualizar ese
escenario se puede convertir en una técnica perfecta para
relajarte cuando estés estresado. Centra toda tu atención
en recordar ese lugar. Cuanto más viajes a ese mundo,
más fácil te resultará acceder a tu vía de escape e invocar
la calma.

Próximos pasos...

Una forma rápida de rebajar el estrés físico de inmediato es relajar los hombros y encogerlos. A veces ni siquiera nos percatamos de que estamos tensos hasta que nos duelen los hombros.

Plantéate encontrar un truco para relajarte. Pon una alarma diaria en el teléfono para recordarte que debes relajarte, pero asegúrate de que el sonido no sea estresante (quizá un canto de pájaro, un silbido o algo parecido). También puedes perfumarte con una esencia que te recuerde un momento feliz o tu vía de escape. Cualquier truco vale siempre que te sirva para obligarte a relajarte.

¿Por qué no te apuntas a yoga, a pilates, a meditación o a tai chi? Son métodos brillantes para hacer ejercicio y tomar conciencia del cuerpo. Te ayudarán a superar situaciones estresantes, incluyendo la ansiedad, dolores de cabeza, presión sanguínea y asma.

Los «imperdibles» del capítulo

✓ El reflejo de lucha o huida es una respuesta automática al estrés. Aprender a minimizar sus efectos te relajará.

✓ Si priorizas la relajación en tu vida, cambiarás el efecto del estrés en tu cuerpo.

✓ Cambiar la respuesta física al estrés tendrá un efecto tranquilizador en tus pensamientos, comportamiento y estado de ánimo.

Capítulo 4

Atacar
la ansiedad

La ansiedad puede machacarte... si se lo permites. En este capítulo te explicamos en qué consiste y cómo y por qué te afecta. Al igual que ocurre con el estrés, entenderla es el primer paso para aprender a controlarla.

Ansioso por la ansiedad

*L*a ansiedad es una de las reacciones más habituales al estrés. Retomemos un ejemplo mencionado en capítulos anteriores: imagina que una amiga te pide que leas un discurso en su boda. Hablar en público puede estresar a cualquiera, sobre todo si es en un acontecimiento tan especial y con tanta expectación alrededor. No quieres decepcionar a tu amiga al tropezar sobre el escenario y caerte sobre el cura, y eso es comprensible. Estas preocupaciones son resultado del estrés. La ansiedad aparece cuando entras en pánico (si te olvidas de alguna palabra habrá una catástrofe mundial).

La ansiedad aparece cuando los sentimientos de presión y responsabilidad normales se transforman en miedo y vulnerabilidad. Es importante recalcar que en este libro consideramos la ansiedad como una respuesta al estrés, y no como una reacción a un desorden de ansiedad como fobias, trastorno obsesivo compulsivo, hipocondría o trastorno de ansiedad generalizado. Si sufres alguno de estos trastornos, consulta con tu médico de cabecera.

¿En qué consiste la ansiedad?

La ansiedad es una respuesta a una amenaza o miedo que pone en peligro tu bienestar físico o psicológico. Por ejemplo: cuando alguien aparece por sorpresa de detrás de un árbol y grita «Buu» (físico) o cuando te despiden del trabajo (psicológico). El nivel de ansiedad (en caso de que te sientas ansioso) depende de tu situación, de qué estás haciendo, de cómo te sientes físicamente, de qué estás pensando y de tus emociones. Aunque la mayoría de veces es una combinación de todo lo anterior.

Cuando estás ansioso se activa el reflejo de lucha o huida, como cuando estás estresado. El objetivo de este es protegerte y prepararte, ya sea para enfrentarte a esa amenaza o para huir de ella. Es perfecto cuando el peligro es un ciclista lunático que está a punto de arrollarte, pero cuando se trata de una caldera estropeada a la que no le importa si tienes puestos los cinco sentidos ya no es tan perfecto.

Sin embargo, al igual que ocurre con el estrés, la ansiedad no siempre es negativa. Es una respuesta humana normal, diseñada para protegerte. En general, te alerta de un posible peligro para que encuentres formas de salvar el pellejo. Varios estudios han demostrado que cierto nivel de ansiedad puede mejorar la actuación, ya que tu cuerpo y mente se centran en la «amenaza» y canalizas toda tu energía hacia eso. Por ejemplo: te han despedido y, de inmediato, empiezas a actualizar tu CV y a contactar con empresas.

La ansiedad es una emoción, como la felicidad o la tristeza, y por lo tanto la sensación aparecerá y desaparecerá a medida que las situaciones cambien y te deslices por tu espectro emocional. Nunca podrás librarte de la ansiedad por completo (no puedes elegir no volver a estar ansioso) pero puedes gestionarla de otro modo para que no se apodere de ti. Como hemos dicho antes, la ansiedad puede ser positiva, pero jamás puede ser permanente ni aparecer cuando el problema no lo merece (suena el teléfono y te pones de los nervios, aunque sabes que no es para tanto).

La ansiedad puede afectar, y mucho, tu vida. Altera tu carácter, te vuelve pesimista y te agota física y mentalmente. En la siguiente página verás un mapa mental que ilustra algunas reacciones típicas a la ansiedad.

Al limitar tu ansiedad, también limitas tus niveles de

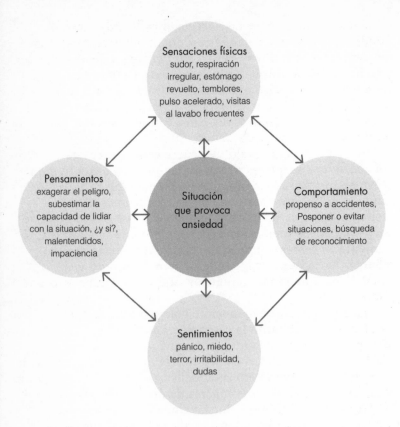

estrés. Si no te exiges tanto, podrás enfrentarte a situaciones que antes te habrían obligado a meterte en la cama con una toallita en la frente para mitigar el dolor de cabeza.

Cuando la ansiedad se convierte en un problema

La ansiedad es como un recordatorio molesto, como esa

pequeña alarma que suena en el fondo de tu cabeza y que te alarma del peligro y/o del estrés: ¿He cerrado el coche? ¿He apagado la plancha del pelo? ¿Pagué la factura de luz el mes pasado? Las situaciones futuras tampoco se escapan: ¿Conseguiré otro trabajo? ¿Podré redactar esa propuesta antes del miércoles?

Si sufres ansiedad a menudo, casi a diario, es un problema. Empezará a interferir en otros aspectos de tu vida que nada tienen que ver con el origen de esa ansiedad. Por ejemplo: Sara es consciente de que no podrá cumplir el plazo de entrega de un proyecto. Cada vez que lo piensa siente miedo, lo que acciona el reflejo de lucha o huida. Se le acelera el pulso y la respiración, y no es capaz de concentrarse en otra cosa que en el miedo. Tal como hemos explicado en el capítulo 3, a estas alturas el pensamiento racional ha desaparecido, así que el correo que estaba escribiendo quedará perdido en el olvido o lo acabará deprisa y corriendo. Y ahora, tras ese comportamiento tan poco propio de ella (enviar un correo brusco y cortante), se ha creado otra preocupación.

La ansiedad es un problema cuando:

◆ Es exagerada y poco proporcional al «peligro» que supone la situación
◆ No hay peligro real en absoluto (es producto de tu imaginación)
◆ Es demasiado frecuente (porque sobrestimas el peligro) o demasiado intensa (porque eres hipersensible)
◆ Te obsesionas con ella y te ves incapaz de convivir con ella
◆ La ansiedad te provoca ansiedad (tu reacción física es algo que te preocupa o temes)

Una reacción física y mental excesiva

Quizá tu ansiedad es el resultado de una hipersensibilidad.
Por eso se activa continuamente, y no solo cuando es necesario;
es como la alarma defectuosa de un coche, que se enciende
incluso cuando pasa un gato por la calle, y no solo cuando
alguien intenta forzar la cerradura.

Varios estudios demuestran que la gente que sufre trastorno
de ansiedad tiende a sobrestimar el peligro en ciertas
situaciones. Para ello se han fijado en las sensaciones corporales
(un pulso acelerado es sinónimo de infarto, o un error laboral
implica un despido seguro), pero también en sus procesos
mentales («No estoy enfrentándome a la situación como
debería» o «Nunca lo superaré»).

Las valoraciones exageradas suelen corresponder a una
(o todas) de las siguientes definiciones:
1. Una valoración distorsionada sobre la probabilidad de una
   situación temida («Me van a despedir, seguro»).
2. Una valoración distorsionada sobre la gravedad de una
   situación o sus repercusiones («Si no bordo el discurso,
   arruinaré la boda»).
3. Una valoración distorsionada sobre la (in)capacidad de
   sobrellevar la situación y la falta de apoyo («Me estoy
   hundiendo y nadie puede ayudarme»).

Por qué la ansiedad no desaparece sin más

La ansiedad no aparece de la nada, se pasea y luego se marcha
sin más. Suele quedarse pululando por ahí, como una avispa
en una barbacoa. Su tendencia a merodear más tiempo del
necesario se debe a:

◆ **Prevención:** Evitar el problema te impide valorar la realidad de
   lo ocurrido y de tu capacidad para lidiar con ello. Si nunca te

Situaciones e ideas que provocan ansiedad

A continuación encontrarás una serie de situaciones o formas de pensamiento que suelen provocar ansiedad. Afectan a todo el mundo, a los más y a los menos propensos al estrés. Hasta qué punto pueden angustiarte depende del control de tus reacciones.

◆ Crees que tienes demasiado trabajo y poco tiempo para acabarlo
◆ Consideras que no tienes el talento suficiente para hacer el trabajo, aunque tuvieras tiempo de sobras
◆ Miedo a hablar en público
◆ Miedo a caer enfermo
◆ La espera para una cita o entrevista laboral
◆ Temes ser juzgado, denigrado, rechazado, humillado o avergonzado
◆ Te sientes inseguro y crees que no das la talla
◆ Preocupaciones económicas
◆ Miedo al compromiso o a la intimidad
◆ Te obsesionas con las consecuencias de tus actos: decepcionar a tu jefe, molestar a un amigo, fallar a un compañero de trabajo
◆ No eres capaz de decir que no y te abruma la responsabilidad
◆ Miedo a decepcionar a los demás
◆ Miedo al futuro

enfrentas a tus problemas, jamás podrás refutar tus miedos. Y aunque la situación te supere, esconderte de ella no servirá de nada. El problema echará raíces, y te perseguirá como tu sombra. En cambio, si le haces frente, tendrás más alternativas: solucionarlo solo o pedir ayuda.

✪ **No evites el problema, afróntalo siempre** (consulta cap. 9)

◆ **Comportamiento:** La ansiedad puede cambiar por completo tu carácter. El problema capta toda tu atención y no te fijas en nada más. Estás con los nervios a flor de piel, o enfadado, o frustrado, o ausente. Si tu comportamiento es inapropiado, desconsiderado o brusco seguramente crearás otros problemas que también generarán ansiedad. (La Prevención también podría incluirse en este apartado, pero lo consideramos un tema tan importante que le hemos dedicado su propia sección).

✪ **Piensa antes de hablar y actuar.** Recuerda que estás en un estado de sensibilidad exacerbada, así que tómate tu tiempo antes de actuar.

◆ **Ideas preconcebidas sobre una situación y sus consecuencias:** El miedo puede distorsionar tus ideas. Anticiparse, creer que algo malo va a ocurrir y no verse capaz de lidiar con ello solo empeora las cosas. Se crea un círculo vicioso de ansiedad que tiene un efecto colateral, puesto que altera tu buen juicio y lógica.

✪ **Pon en duda tus suposiciones:** Por ejemplo, pregúntate: «¿De veras me despedirá si le pido más tiempo para ese proyecto?». Preferirá que lo entregues tarde pero impoluto, que a tiempo y con errores. (Consultar cap. 8).

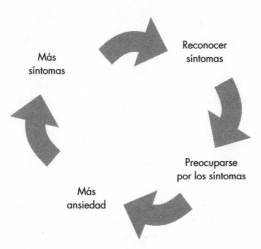

◆ **Pensar en los síntomas físicos:** Centrarse en la respuesta física ante ciertas situaciones puede empeorar todavía más los síntomas y provocar un ataque de ansiedad. Imaginemos que estás ansioso por una reunión de evaluación. Hace tiempo que padeces fuertes dolores de cabeza y retortijones. Quizá sean un problema, así que empiezas a preocuparte y a tomar medicación, pero no desaparecen. Te obsesiona tanto el dolor físico que apenas prestas atención a la reunión, y se convierte en un círculo vicioso (arriba).

✪ **Deja de analizar los síntomas.** Si tu respuesta a la ansiedad es física, recuerda que el cuerpo está actuando con normalidad. Lo que sientes es natural, y los síntomas desaparecerán en cuanto te relajes. Quizá sean incómodos, pero no hay nada de qué preocuparse. Puedes utilizar las técnicas de distracción del capítulo 6 para desviar la atención.

Cómo calmar la ansiedad del cuerpo y la mente

Puesto que la ansiedad es consecuencia del estrés y que el estrés y la ansiedad son reacciones normales ante ciertas circunstancias, es importante saber con exactitud qué te estresa (y por lo tanto lo que te provoca ansiedad). Tómate tu tiempo para identificar los factores estresantes porque así podrás aprender a responder a ellos. Analizar los momentos del día en que sientes estrés y las circunstancias y personas que lo provocan te ayudará a erradicar esos factores de tu vida (lo cual casi nunca ocurre) o aprender a sobrellevarlos con más eficacia.

✪ El horario del estrés

No te preocupes, no tienes que planear la semana según las actividades estresantes, tan solo analizarlas.

Aunque sufras estrés crónico (a largo plazo), es fundamental anotar tus reacciones ante situaciones cotidianas que puedan agravar ese estrés o provocar ansiedad. Controlar esas situaciones o minimizar sus efectos hará que las presiones a largo plazo sean más soportables.

Las siguientes preguntas son pequeños recordatorios; durante una semana, apunta todo lo que te provoca una respuesta ansiosa:

- ◆ ¿Qué ocurrió?
- ◆ ¿Qué estabas haciendo en ese momento?
- ◆ ¿Con quién estabas?
- ◆ ¿Dónde estabas?
- ◆ ¿Cómo te sentiste?
- ◆ ¿Qué estabas pensando?
- ◆ ¿Qué hiciste?
- ◆ ¿Qué sensaciones físicas tuviste?
- ◆ ¿Hasta qué punto te estresaste?

	Lunes	Martes	Miércoles
¿Qué ocurrió?	El jefe me pidió que asistiera a una reunión con Recursos Humanos el miércoles	Recibí un último aviso de la compañía eléctrica para abonar la factura	Mamá me ha pedido que la ayude a hacer la compra
¿Qué estaba haciendo?	Trabajando en un proyecto que no está funcionando bien	Poniendo al día la pila de cartas, tarea que llevaba tiempo evitando	Tomándome una taza de té en casa de mis padres
¿Con quién estaba?	Con nadie, pero una compañera escuchó la conversación	Solo	Con mi padre y mi madre
¿Dónde estaba?	Trabajando en la oficina	En casa	En casa de mis padres
¿Cómo me sentí?	Preocupado, ansioso y avergonzado	Ansioso, nervioso y preocupado	Ansioso y culpable
¿Qué se me pasó por la cabeza?	«Algo debe de andar mal. ¿Qué habrá pensado mi compañera?»	«¿Cómo voy a pagar la factura? ¿Y si me cortan la luz?»	«No tengo tiempo, pero no puedo decirle que no.»
¿Qué hice?	Me escondí en el cuarto de baño	Decidí ocuparme del aviso más tarde	Accedí y cancelé una reunión de trabajo
¿Qué sensaciones físicas tuve?	De sorpresa: mejillas sonrojadas y un vacío en el estómago	Mareos, nervios y pulso acelerado	Cansado y tenso
Nivel de estrés (de 0 a 10)	8	9	7

No importa lo larga que sea la lista (no sería descabellado pensar que hay cincuenta factores estresantes que te fastidian durante toda la semana); lo fundamental es reconocer cuándo y cómo ocurren, cómo te sientes al respecto y cómo te comportas. El hecho de tenerlos escritos te ayudará a ver las cosas con más objetividad. Quizá cuando escribas «Poner la lavadora cuando estoy muy ocupado» te eches a reír, porque si lo comparas con el resto de la lista, poner la lavadora, en realidad, no es un fastidio. De hecho, te obligará a hacer un descanso y a apartarte de la pantalla del ordenador durante unos minutos. Es asombroso ver la cantidad de situaciones que asumimos como estresantes sin pararnos a pensar si de verdad lo son. Si reconoces alguna de estas situaciones puedes borrarlas de tu lista, ¡una cosa menos de qué preocuparte!

Preguntas a tener en cuenta después de una semana

◆ ¿Qué te provoca estrés y ansiedad? ¿Es un gran acontecimiento? ¿Multitud de situaciones sin importancia relacionadas con ese acontecimiento? ¿Varias cosas sin relación aparente? ¿Son factores físicos (como una reunión) o psicológicos (una factura)? ¿O una combinación de ambos?

◆ Elabora una lista de todos los detonantes y sé específico (de los doce factores que has anotado, ¿siete tienen que ver con esa irritante mujer que trabaja en contabilidad?)

◆ Ahora valora si hay algo que puedas hacer al respecto. ¿Puedes limitar tu contacto con la de contabilidad? ¿Puedes enviarle un e-mail en lugar de hablar cara a cara con ella? ¿Puedes delegar ese aspecto laboral en alguien? ¿O puedes concertar una reunión con ella para acordar cómo proceder en el futuro?

◆ ¿Cómo experimentaste el estrés al principio? ¿Pensaste algo como: «No puedo con esto», o se te revolvió el estómago? Analizar tu respuesta inmediata hacia el estrés te ayudará a identificarlo en el futuro, de forma que cuando vuelvas a tener un pensamiento negativo, tu cabeza sabrá cómo desafiarlo.

Cualquier problema que hayas escrito en el horario del estrés puede remediarse gracias a las estrategias que te proporciona este libro.

Los «imperdibles» del capítulo

✓ La ansiedad es un síntoma natural del estrés, de modo que aprender a controlar el estrés limitará los efectos negativos de la ansiedad.

✓ El horario del estrés te obligará a enfrentarte al estrés y la ansiedad en lugar de aceptarlos como naturales y permanentes en tu día a día.

✓ No puedes librarte de la ansiedad, pero sí cambiar la forma en que te enfrentas a ella.

Capítulo 5

Controlar
el estrés

El control de una situación puede agravar o mitigar el estrés y la ansiedad que este pueda provocar, aunque existen otros factores, como tu autoexigencia o las expectativas que tu entorno tiene puestas en ti. En este capítulo aprenderás a recuperar el control sobre tu vida.

Estrés: oferta y demanda

*E*l control, o la falta del mismo, es parte integral del estrés. Cuando ocurre algo que te estresa, de manera instintiva evalúas la situación basándote en tus valoraciones primaria y secundaria, influenciadas por el control que crees tener sobre esa situación.

Valoración primaria: ¿Hay un problema? ¿Qué se espera de mí?
Valoración secundaria: ¿Puedo lidiar con ello?

Las exigencias a las que te enfrentas son dobles: externas (lo que se te exige hacer) y propias (lo que tú mismo te exiges y lo que crees que se espera de ti).

El modo en que juzgas tu capacidad de enfrentarte a estas exigencias está influenciado y basado en lo siguiente:

El estrés equilibrado o desequilibrado

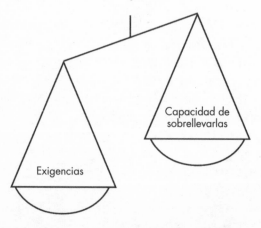

◆ El control que sientes tener sobre la situación
◆ Las herramientas y habilidades de que dispones
◆ Tu experiencia anterior con situaciones similares
   (y el haber logrado superar esas situaciones o no)
◆ Tu actitud y opinión sobre el estrés, la ansiedad y la
   preocupación (si los temes o te enfrentas a ellos)
◆ El apoyo social (amigos, familiares o un compañero
   de trabajo)
◆ Tu salud física
◆ Tu temperamento
◆ El conocimiento de estrategias de gestión del estrés
   y disposición a utilizarlas

Cuando tus problemas cotidianos están dentro de tus
capacidades (es decir, cuando la balanza está equilibrada)
sientes que tienes el control. Sin embargo, cuando debes hacer
frente a una larga lista de exigencias, o cuando se te presenta
una situación por sorpresa y te abofetea la cara, sientes que no
puedes ocuparte de todo, y por eso la situación te provoca
estrés y ansiedad. Eres menos eficiente y casi siempre
pospones cosas, pierdes el tiempo o alternas tareas distintas
sin acabar ninguna. La situación te supera y es cuestión de
tiempo que te acometa el pánico. Si ocurre algo más (por
insignificante que sea) sufres una crisis de ansiedad. Se vuelve
una catástrofe, porque empiezas a cuestionarte tu capacidad
de sobrellevar varios asuntos al mismo tiempo, de modo que,
cuando se vuelva a presentar una situación estresante,
subestimarás tu capacidad de solucionar un problema desde
el principio.

✪ Reduce las presiones a las que estás sometido

Librarse para siempre de ciertos factores estresantes es imposible (no puedes hacer desaparecer los exámenes de tu hijo adolescente por arte de magia), pero estamos convencidos de que puedes deshacerte de al menos un par de cosas. Es cuestión de prioridades y de emprender acciones positivas. Pregúntate: «¿De veras tengo que hacer esto?».

La mayoría de asuntos que puedes descartar está incluida en la segunda categoría (qué esperas de ti y cómo te juzgarán los demás). A menudo es una tontería porque en realidad esas exigencias no existen y, por lo tanto, no deberían resultarte estresantes.

Debes replantearte lo que importa y lo que no; sé implacable con tu lista de «cosas por hacer» propia. Si eres de los que siempre plancha las sábanas pero ahora estás haciendo jornadas de catorce horas, deja de plancharlas. Si, en cambio, eres de los que siempre envía cartas para dar las gracias pero estás demasiado ocupado, envía un correo electrónico. Este tipo de obligaciones no pueden considerarse «esenciales» porque no lo son. Las cosas que no afectan tu día a día no deben ocupar tu lista de prioridades, por tu propio bien. Ha llegado el momento de ser realista e ignorar esa vocecita que te hace sentir un fracasado cuando dejas asuntos por hacer; no lo eres.

Repasa tu horario del estrés e identifica esos asuntos que no requieren tu atención y bórralos de tu vida. Además, anota cualquier cosa que al principio obviaste porque lo considerabas fundamental. Planchar las sábanas puede llegar a convertirse en una acción rutinaria hasta el punto de considerarla necesaria y por eso no la reconoces como una pérdida de tiempo o factor estresante. Escribe este tipo de acciones para darte cuenta de que sí provocan estrés y después elimínalas de tu vida diaria.

✪ Potenciar tu capacidad de solucionar problemas
Saber controlar aquellos asuntos de los que no puedes librarte te ayudará a sentirte más tranquilo.

1. Organízate
Si despejas tu vida, despejarás la mente. Quizá creas que el desorden no te afecta en absoluto, pero te equivocas.
El desorden conlleva estrés. Hay quien asegura que puede trabajar rodeado de pilas de documentos y porquería. Felicidades, pero llegará el día en que necesites ese papelito que viste por última vez bajo el sofá y entonces el estrés, la ansiedad y la preocupación asomarán la cabecita. Invierte unos minutos en ordenar y te sentirás más relajado de inmediato. Organiza el papeleo, abre el buzón en lugar de ignorarlo y comprueba los recibos bancarios. Simplifica ciertas cosas: cómprate un llavero y deja de perder cada mañana veinte minutos buscando las llaves, guarda todos los recibos en una carpeta y conserva los cupones descuento en un cajón.
Son cambios muy sencillos que te ahorrarán tiempo, dinero y dolores de cabeza.

2. Haz listas
Es imposible vencer a una buena lista. El hecho de escribir ciertas cosas las convierte en «oficiales» y, por si fuera poco, estimula la memoria. Además, poder tachar tareas de una lista motiva a cualquiera.

◆ Busca dónde escribir las listas, como una libreta o incluso el teléfono. No hay nada más molesto, o estresante, que hacer una lista y después perderla.

◆ Divide la lista en secciones para que no resulte arrolladora: «Hoy», «Mañana», «La semana que viene». Y después oblígate a centrarte únicamente en la sección «Hoy».

◆ Desglosa las grandes tareas. Por ejemplo, si tienes que redactar una tesis de diez capítulos sobre la crisis económica mundial y aún no te has puesto manos a la obra, no escribas «redactar tesis» en la lista, puesto que será aterrador y contraproducente. En lugar de eso, divídela en secciones: «redactar introducción», «redactar el capítulo 1». La lista será más larga pero más fácil de cumplir y te sentirás satisfecho a medida que vayas tachando esas tareas.

◆ No evites tareas que te asusten. Poner algo como «escribir entrada de blog» y «envolver regalos» seguido por «redactar presentación del presidente ejecutivo» te da alas para posponer la última tarea. Haz la lista según el orden de importancia, desglósala en tareas más llevaderas y empieza por aquellas más intimidantes. Así, cuando llegues a la tarea de «escribir entrada de blog», lo verás como una recompensa.

◆ Para aquellas tareas que te provocan gran estrés, calcula el tiempo que vas a invertir en ellas. Si es un proyecto en curso dedícale, por ejemplo, tres horas al día y déjalo por escrito para «oficializarlo». Una vez pasado ese tiempo, puedes continuar con el resto de tareas. Dejar algún hueco en tu horario es perfecto para conseguir acabar, ya que siempre habrá un punto final.

◆ Actualiza la lista antes de irte a dormir. Te tranquilizará saber que no has olvidado nada.

◆ Si de veras tienes mucho que hacer, escribe «pedir ayuda» en la lista y hazlo. A veces preferimos no pedir ayuda hasta el último momento, lo que nos provoca todavía más estrés.

3. Asume menos responsabilidades

Somos criaturas sociales por naturaleza y, por norma general, queremos caer bien a los demás. Evitamos conflictos y odiamos defraudar a nuestro entorno. Aquellos a los que les importa un comino qué piensan los demás no suelen vivir tan estresados como el resto. Sin embargo, esa despreocupación puede conducir al aislamiento. Es importante encontrar un punto medio y preocuparnos solo por las cosas que lo merecen. A veces asumimos más tareas de las que deberíamos. Aprender a ser asertivo sobre lo que puedes y no puedes hacer te ahorrará muchos dolores de cabeza. Puedes decir que no sin ofender a nadie.

◆ Sé realista con tu tiempo: Di no a tareas que sabes que no puedes asumir, y sé sincero con el por qué. La mayoría de gente prefiere que digas que no en lugar de prometer entregar un proyecto que no puedes asumir.

◆ Delega: Todos sabemos que a veces es más fácil hacerlo todo nosotros, pero debes confiar en que los demás seguirán tus instrucciones. A largo plazo te compensará, pues ellos tendrán la oportunidad de aprender y tú no tendrás que controlar todo lo que hacen.

◆ Pregúntate el por qué: «¿Por qué accedí a cuidar el gato de una amiga si soy alérgico?». Si puedes cumplir lo que has acordado, perfecto, pero si no es así, lo más probable es que no alcances el objetivo o te mates intentándolo. Si esto te suena de algo, la próxima vez explícale a la otra persona que te asusta decepcionarla y pactad un compromiso.

◆ Prioriza tareas que puedas controlar: Sabemos que el estrés aumenta cuando no controlamos la situación, así que dedícate primero a las tareas que puedes hacer (por ejemplo, pagar una factura online antes de comprobar si te ha llegado el correo electrónico que llevas horas esperando). Podrás enfrentarte con más seguridad a esas tareas que no controlas una vez has completado otra con éxito.

◆ Sé sincero y establece cuándo puedes entregar algo: Es absurdo decir algo como «Puedo tenerlo para el miércoles», si sabes de antemano que es imposible que llegues a tiempo. Opta por un «Lo siento, pero tardaré un par de semanas». Te ahorrarás el sentimiento de culpabilidad, sin duda.

◆ No te presiones demasiado, ni creas que debes cumplir las expectativas de los demás: por ejemplo, no te obligues a asistir a una fiesta si no te apetece, solo porque todos tus amigos van a estar ahí.

◆ Valora qué te parece más útil o interesante y céntrate en eso: Si te ofrecen varios proyectos pero solo puedes asumir uno, decántate por aquel del que puedas aprender más, puesto que así adquirirás experiencia profesional y disfrutarás.

4. Programa algo divertido

Programa tareas que te gusten. A veces nos dejamos llevar por el estrés y olvidamos que la vida está hecha para disfrutarla. Relegamos la diversión a la lista de «poco importante», lo cual es terrible. Hacer cosas que te apasionan te relajará además de hacerte feliz. Podrás enfrentarte mejor al estrés cuando aparezca porque te has dado un respiro.

5. No aplaces tareas

Posponer tareas puede crear mucho estrés. Al hacerlo, reduces la confianza en ti mismo y subestimas tu capacidad de enfrentarte a la tarea. El problema cada vez es mayor y tu rechazo a hacerlo te hace sentir culpable, lo que agrava aún más el estrés. Es un tema complicado, y por eso le hemos dedicado todo un capítulo (consultar cap. 9), pero recuerda que empezar a abordar esa tarea reducirá tu nivel de ansiedad.

Cómo hacer un granito de arena de una montaña

El control es algo curioso. Hay quien cree que todo lo que ocurre depende del destino, de Dios, de la suerte o de las circunstancias. Otros, en cambio, consideran que sus propias decisiones dictan su futuro. Sea como sea, abordamos mejor los problemas cuando sabemos qué ocurre y podemos predecir qué ocurrirá. Una vez averiguas a qué te enfrentas, te tranquilizas, aunque la situación sea horrible. Por ejemplo: si sabes que tus migrañas son consecuencia de un problema en la vista, te calmarás porque dejarás de preguntarte a qué se deben. O si estás en una barca que navega a la deriva, te tranquilizará saber que tu amigo ya ha alertado a los guardacostas.

Cuando se te presenta una situación difícil y el resultado es un misterio, no solo te estresas, sino que además te pones en el peor de los casos («No lo conseguiré nunca»). Haces una montaña de un granito de arena, una costumbre que debes cambiar.

✪ Guía de montaña a granito de arena

Un modo infalible para controlar una situación es pasar a la acción. En lugar de preocuparte y pensar en posibles resultados, toma cartas en el asunto y actúa. A continuación tienes nuestra guía paso a paso para gestionar mejor los problemas (con un ejemplo en cada etapa)

1. Identifica el problema en particular que quieres abordar y escribe qué te preocupa.
Mi hermana vendrá mañana a buscar su ordenador... y lo he averiado.

2. Busca todas las soluciones que se te ocurran en cinco minutos y escribe todo lo que se te pase por la cabeza, aunque parezca ridículo. Pregúntate qué consejo le darías a un amigo que estuviera en la misma situación o incluso pide consejo a tu entorno (descubrirás otros puntos de vista).

a) Salir y fingir haber olvidado que iba a venir
b) Dárselo sin decirle que está averiado
c) Confesar y aceptar su inevitable (y gritona) reprimenda
d) Decir que «alguien lo ha debido de averiar pero no me he dado cuenta hasta ahora»
e) Pedirle perdón y ofrecerte a repararlo

3. Repasa la lista y evalúa los pros y contras de cada idea. No te centres en el número (cinco pros, cuatro contras) sino en lo realistas que son. Después, marca con asterisco los puntos más importantes, tanto buenos como malos. Hemos utilizado el a como ejemplo pero deberás hacerlo con todas las soluciones de la lista.

Pros: No tendré que enfrentarme a ella* / Tendré más tiempo para idear un plan
Contras: No tendrá ordenador para trabajar / Me sentiré aún peor* / Estoy retrasando lo inevitable* / No tendrá tiempo para encontrar otro ordenador o repararlo

4. Escoge la solución que mejor responda a tus preocupaciones. Casi siempre hay más de un modo de solucionar un problema, pero opta por el que te resulte más cómodo. No te preocupes si no funciona; siempre puedes probar otra idea. Lo fundamental aquí es actuar.
Al final se opta por mezclar las opciones c) y e)

5. Desglosar la solución en pequeños pasos. Piensa en qué debes hacer y en cómo, cuándo y dónde lo vas a hacer. Piensa si quieres involucrar a otra persona. Si alguno de esos pasos te da problemas, intenta hallar un modo de esquivarlo, aunque eso implique hablar con un amigo. (Admitir que necesitas ayuda puede ser aterrador, pero te asombrará lo bien que te sientes después de hacerlo). Si divides la solución en distintas etapas te resultará más sencillo introducir algunos cambios.
Invitarla a entrar. Preparar una taza de té. Entregarle el portátil. Admitir que está averiado y explicarle cómo ocurrió. Pedir disculpas. Estar preparado para aceptar críticas. Asegurar que te encargarás de repararlo.

6. Ponte a ello. Una vez hayas puesto en marcha tu plan, te sentirás más motivado. Si puedes, ensaya la solución escogida; llama a una amiga que haga las veces de hermana o practica lo que vas a decir en voz alta.

Enviar un mensaje de texto e invitarla a casa a las seis de la tarde.

7. Evalúa el resultado. Si te ha explotado en las narices, revisa la lluvia de ideas y prueba otra cosa, o vuelve a empezar el proceso utilizando lo que sabes como punto de partida (ejemplo: ahora el problema es que tu hermana está enfadada y no te dirige la palabra), pero valora por qué no funcionó y no te frustres. Si funciona, no olvides felicitarte por ello. Premiarte te ayudará a buscar soluciones a otros problemas.
Se molestó, pero aceptó que yo me encargara de repararlo. Incluso propuso pagar la reparación a medias porque no era nuevo.

El hecho de haber leído esta pequeña guía ya es todo un paso para manejar el estrés, así que deberías estar orgulloso de ti mismo. Enfrentarse a un problema es duro, y buscar posibles soluciones es algo positivo. Aunque no se te ocurra una idea fabulosa, reflexionar sobre cómo resolver un problema en lugar de esconderte o entrar en pánico te servirá para estar más calmado. No te desanimes si las ideas no funcionan. Probar varias opciones suele ser el mejor modo de concretar un buen plan.

✪ Posponer el pánico

El estrés puede aparecer de la nada y atacarte durante el día, normalmente cuando menos te conviene. Sin embargo, suele acecharnos por la noche: es más difícil distraerse mientras se mira el techo. Esto puede provocar insomnio y si hay un factor que aumenta los niveles de estrés hasta el límite es el cansancio.

Dedicar un tiempo a meditar las situaciones que te estresan puede evitarte angustias mientras trabajas, socializas o duermes. Saber que estás postergando esa reflexión en lugar de prohibirla facilita las cosas. Posponer es mejor que tratar de no pensar en nada. Si dijéramos: «No te atrevas, bajo ninguna circunstancia, a imaginar un elefante rosa», sería casi imposible no imaginar un elefante rosa. En cambio, si decimos algo como: «Ya pensaré en elefantes rosas después», es más fácil apartar esa idea de momento. Si en algún momento del día estás ansioso, pregúntate: «¿Qué consigo ahora si me preocupo?», y deja esa reflexión para más tarde. Podrás valorar el problema desde una perspectiva más activa si no has pasado día y noche dándole vueltas.

A continuación presentamos algunas técnicas de gestión del estrés que puedes probar la próxima semana:

◆ Dedica un tiempo cada día para reflexionar sobre lo que te estresa o angustia. Tu mente se relajará al saber que no evita pensar en ello, sino que espera el momento apropiado para ello. Depende de ti cuánto tiempo quieras dedicarle, y puede variar día a día, pero el mínimo debería ser quince minutos.

◆ Cuando te embargue la preocupación, repite varias veces que ahora no es el momento. Sé estricto y posterga esos pensamientos estresantes y no caigas en la trampa porque una vez te absorban es muy difícil librarse de ellos. Son como arenas movedizas, así que cuando te des cuenta de que estás pensando en ellos, para, déjalos para luego y céntrate en lo que te ocupa ahora mismo.

◆ Llegado el momento, siéntate y anota todas las cosas que te han provocado estrés.

◆ Escribe posibles soluciones, todo lo que se te pase por la cabeza. (Utiliza la técnica del granito de arena si tienes tiempo; si no, anota las ideas).

◆ Una vez terminado el tiempo adjudicado, para y haz una lista de cualquier cosa que quieras recordar para el día siguiente.

◆ Cuando te vayas a dormir, recuerda que estás en mitad de un plan y que has designado un tiempo específico para acabarlo.

◆ Guarda un bloc de notas en la mesilla de noche por si se te ocurre alguna idea mientras intentas conciliar el sueño. Tu cama es un lugar de descanso, no de preocupación. ¡Ya te preocuparás mañana!

Si estas técnicas no funcionan de inmediato, que no cunda el pánico. No tires la toalla y sigue practicando la rutina del grano de arena para lidiar con los grandes problemas. La práctica te ayudará a pensar «Ya lo dejaré para luego» cuando una situación te estrese. Por suerte, muchas veces cuando llegan esos quince minutos de reflexión ya no los necesitas porque el pánico ha desaparecido. Posponer preocupaciones las convierte en superfluas y, para entonces, el asunto ya está resuelto. El «¿Se ha enfadado por ese e-mail?» se ha convertido en un «Por supuesto que no se ha enfadado» porque ya has recibido una respuesta. Además podrás identificar y desafiar pensamientos negativos porque no permitirás que entren en tu cabeza y se arraiguen.

A veces uno debe dar un paso atrás para observar el

problema desde un punto de vista más objetivo y darse cuenta de lo ridículo que es. Y aunque sea un problema verdaderamente preocupante, posponer pensar en él te otorgará la distancia que necesitas para verlo con la mente más tranquila y despejada. El no tener un control directo sobre la situación no significa que no puedas controlar el modo en que te enfrentas a ella. Darse cuenta de esto y actuar al respecto hará que el problema sea menos intimidante, lo cual te calmará.

Los «imperdibles» del capítulo

✓ Librarte de exigencias innecesarias te proporcionará más tiempo y energía que puedes invertir en otras cosas.

✓ Enfrentarte a los problemas y elaborar un procedimiento para solucionarlos te hará sentir que controlas la situación.

✓ Programar un tiempo dedicado a reflexionar sobre el estrés te quitará presión y te ahorrará mucho tiempo a largo plazo.

Capítulo 6

¿Y si dejaras de preguntarte «y si»?

La preocupación, el estrés y la ansiedad podrían compararse con unos trillizos exasperantes y desobedientes, de los cuales la preocupación, en general, es el cabecilla de todos los problemas. En este capítulo examinaremos en qué consiste la preocupación y aprenderás a distraerte para no obsesionarte con ella.

¿Qué es la preocupación?

*L*a preocupación es uno de los procesos de pensamiento provocados por el estrés y la ansiedad. En concreto, es lo que se te pasa por la cabeza cuando la posibilidad de que algo suceda en el futuro te estresa. La reflexión, en cambio, consiste en pensar sobre una situación ya pasada.

Al igual que el estrés y la ansiedad, la preocupación es natural; todo el mundo se preocupa. Y, como también ocurre con el estrés y la ansiedad, puede ser positiva si te ayuda a encontrar

---

Tres tipos de preocupación

¿Y si?: Cuando uno se obceca con problemas que todavía no existen. Te pones en lo peor, y por eso nunca te ves capaz de afrontar el problema: «¿Y si suspendo el examen?», «¿Y si no cumplo el plazo de entrega?», «¿Y si rompemos?».

Problemas que escapan a tu control: Cuando te preocupas por cosas que, en realidad, no puedes cambiar, como el tiempo o envejecer. A diferencia de los «¿y si?», los problemas existen, pero no puedes hacer nada al respecto.

Problemas que dependen de ti: En este caso, te preocupa algo que sí controlas. Pongamos por caso que has perdido un USB con archivos un tanto comprometidos. El hecho de preocuparte puede ser positivo, ya que pensarás dónde has estado, llamarás al departamento de objetos perdidos, averiguarás si había alguna copia de seguridad, etc.

una solución a situaciones pesadas. Sin embargo, puede resultar problemática cuando, en lugar de conducirte hacia una solución brillante, te hace sentir peor. La preocupación también puede activar el reflejo de lucha o huida, lo que conlleva los problemas emocionales, conductuales y físicos relacionados con ese estado.

Los asuntos más típicos que provocan estas ideas negativas son: salud (la propia y la de la gente de nuestro entorno), relaciones, trabajo, situación económica, quehaceres y responsabilidades. Sin embargo, la preocupación excesiva suele estar relacionada con el perfeccionismo (desear que todo vaya de acuerdo con lo que uno ha previsto y preocuparse cuando se cree que no se han alcanzado las expectativas).

Si eres aprensivo por naturaleza (mucha gente lo es), tu detector de amenazas interno (que decide cuán ansioso estás en cada situación) puede estar más afinado que el de una persona más despreocupada. Pero no te preocupes (¿te has dado cuenta de lo que acabamos de hacer?), preocuparse en exceso es una costumbre, y todas las costumbres pueden romperse.

¿Y si?

Es el tipo de preocupación más destructiva y más habitual de todas, y por eso la abordamos en este capítulo. Preocuparse por cosas que podrían ocurrir, pero que todavía no han ocurrido y que probablemente jamás lo harán, es una pérdida de tiempo monumental. Y lo peor de todo es que preocuparse por un posible futuro provoca la misma reacción en tu cuerpo que un problema de verdad. Estás tan centrado en imaginarte lo peor que vives esas emociones con intensidad (el pánico de suspender un examen o el miedo a que te dejen o te despidan del trabajo). En realidad, te estás obligando a vivir situaciones que te asustan.

Los «¿y si?» son como una aspiradora que, además de absorber todo tu tiempo, también se traga el espacio de tu cabeza destinado a meditar otros asuntos. Acabas perdiendo la concentración en el trabajo o en casa, lo que te lleva a preguntarte otros «¿y si?». Se puede convertir en un círculo vicioso, tal y como se muestra a continuación:

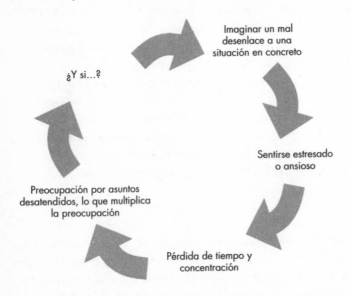

Imaginar un mal desenlace a una situación en concreto

¿Y si...?

Sentirse estresado o ansioso

Preocupación por asuntos desatendidos, lo que multiplica la preocupación

Pérdida de tiempo y concentración

Te estás obligando a pasar por ese calvario emocional dos veces (si la situación que tanto te preocupa acaba sucediendo) o a vivirlo innecesariamente (en caso de que no suceda). Por ejemplo, imagina que estás saliendo con un chico y, después de varias copas, le envías un mensaje de texto enfadada. Al día siguiente estás tan avergonzada que apagas el teléfono porque te niegas a ver su respuesta. Te pasas el día sintiéndote fatal y preocupada por su reacción. ¿Y si me deja? ¿Y si se ríe de mí? No eres capaz de concentrarte, estás inquieta y llevas todo el día sin probar bocado. Además, como has apagado el teléfono, tendrás llamadas perdidas y mensajes de otras personas, lo cual te enerva todavía más. Cuando por fin decides encenderlo descubres un mensaje muy cariñoso: él reconoce que tienes todo el derecho a estar molesta y te pide una cita. Te has pasado todo el día preocupándote por nada. Sin embargo, incluso si su respuesta hubiera sido tan horrorosa como esperabas, no has ganado nada poniéndote en lo peor. Te has sentido triste y molesta, y podrías habértelo evitado.

El siguiente mapa mental ilustra lo que ocurre cuando te

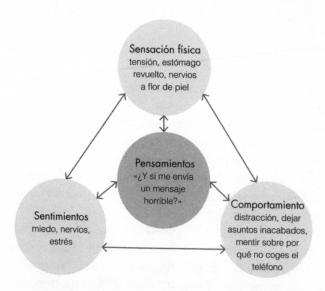

quedas atascado en un «¿y si?» y hasta qué punto puede afectar a tus emociones, comportamiento y sensación física (hemos utilizado el mismo ejemplo que antes).

✪ Enfrentarse a los ¿y si?

Nos gustaría que completaras tu propio mapa mental utilizando el anterior a modo de ejemplo. Intenta ser específico: ¿Cuál ha sido tu «¿y si?» más inquietante? ¿Cómo te hizo sentir emocional y físicamente? ¿Cuál fue tu reacción? Tras completarlo, deberías darte cuenta de lo destructivos que son estos pensamientos y la espiral de negatividad que crean. Puedes romper ese círculo vicioso si:

Interrumpes tu reacción física: Practica los ejercicios de relajación del capítulo 3.

Interrumpes tus pensamientos: Distráete (continúa leyendo para descubrir cómo hacerlo).

Problemas que escapan a tu control

Preocuparse por esos asuntos es una pérdida de tiempo pero, a diferencia de los «¿y si?», no son tan destructivos, ya que no implican la misma sensación de culpabilidad. Preocuparse por el tiempo o envejecer es absurdo (no conseguirás que deje de llover o que dejen de pasar los años por mucho que lo desees), pero sabes que no depende de ti. En cambio, cuando nos preguntamos «¿y si?» e imaginamos lo peor, creemos que tenemos algo que ver con eso.

Si te torturas con ideas como «No me puedo creer que ya hayan pasado quince años desde que acabé la universidad» o «Se va a poner a llover, qué desgracia», ¡para! No puedes controlar la naturaleza, y esta no está ideada para complacerte.

Estos inconvenientes afectan a todo el mundo. Una vez más, si este tipo de molestias te sacan de tus casillas, trata de relajarte físicamente y distrae la mente.

Problemas que dependen de ti

De las tres categorías, esta es la única que merece tu atención. Deberías invertir tiempo en reflexionar sobre esos problemas, ya que puedes hacer algo al respecto. Son preocupaciones que puedes cambiar, de modo que puedes enfrentarte a ellas utilizando estrategias de resolución de problemas. Por ejemplo, si se avecina un examen y piensas algo como «No estoy preparado, ¡voy a suspender!», repasa los apuntes. O si temes encontrarte con tu primo en una reunión familiar porque habéis discutido, llámale y haz las paces. Puedes actuar y resolver el problema.

Si alguna de estas preocupaciones se transforma en un «¿y si?» (por ejemplo, «¿Y si suspendo el examen?», o «¿Y si mi primo se pone a gritar?»), descártalo de inmediato porque te estás preocupando por algo que todavía no ha ocurrido, y por lo tanto obsesionarse es ridículo. Centra tu atención en el problema que sí existe y puedes solucionar (no estar preparado para el examen o tener que enfrentarte a tu primo en la fiesta).

✪ No te preocupes, cálmate

Existen dos modos de enfrentarse a una preocupación: olvidarse de ella (si escapa a tu control) o hacer algo al respecto (si depende de ti).

La próxima vez que te preocupes por algo, hazte las siguientes preguntas para decidir cómo actuar:

1. Detecta la preocupación (no dejes que se quede flotando en tu cabeza, enfréntate al problema)
2. Pregúntate: ¿Puedo hacer algo al respecto?

◆ **Si la respuesta es sí**
a) Elabora un plan de acción: ¿Cómo y cuándo vas a abordar el problema? (Puedes usar la guía «De montaña a granito de arena» del último capítulo).
b) Prográmalo. De hecho, anota cuándo piensas hacerlo. Decir algo como «Ya me ocuparé de eso luego» no nos sirve de nada.

◆ **Si la respuesta es no**
a) Líbrate de esa preocupación. Esfuérzate y deja de pensar en ello.
b) Desvía tu atención. Piensa en otras cosas y, si te resulta imposible, nuestra estrategia de distracción debería serte de gran ayuda.

✪ **Armas de distracción masiva**
La distracción es una estrategia eficaz para afrontar los «¿y si?» y aquellos problemas que escapan a nuestro control. Pero no se te ocurra utilizar estas estrategias para aquellas preocupaciones que dependen de ti. Sin embargo, para asuntos sobre los que no tenemos influencia alguna e invaden nuestro espacio cerebral, la distracción es perfecta. Funciona cuando desviamos nuestra atención de ideas negativas y de las sensaciones físicas que provocan el estrés y la ansiedad.
Y funciona porque no puedes concentrarte al cien por cien en dos cosas a la vez. Centrar tu atención en algo relajante

significa no pensar en la situación estresante en concreto (o al menos pensar en ello mucho menos).

A continuación encontrarás varias formas de distracción. Algunas pueden parecer demasiado obvias, pero funcionan. Prueba cada una de ellas al menos durante tres minutos y deja que tu cabeza desconecte. Después, verás que las preocupaciones se habrán reducido. Quizá vuelvas a pensar en ese problema luego, pero al menos has podido gozar de unos momentos de calma.

Jugar a un juego: Tómate un respiro y deja la tarea que te ocupe (que no estás haciendo bien porque estás preocupado) y juega a algo. Descárgate una aplicación, busca un crucigrama en el periódico o cómprate un cuadernillo con distintos juegos (no te avergüences, todos tenemos uno). Los juegos exigen atención, pero no son abrumadores ni estresantes.

Encontrar un objeto tranquilizante: Encuentra algo que te recuerde una época tranquila o feliz, o escoge algo nuevo que te guste. Llévalo contigo siempre. El mero hecho de saber que está ahí te hará sentir más seguro y mirarlo, o tocarlo, puede reducir la ansiedad.

Ponerse en forma: Haz algo, cualquier cosa. Sal a pasear, corre, monta en bicicleta. Ordena la casa, tiende la ropa, echa un vistazo a los escaparates. El ejercicio comporta grandes beneficios, porque moverse significa contemplar los alrededores y distraer la mente. Un cambio de paisaje alivia la preocupación (a menos que te pasees por un callejón oscuro).

Escuchar música: La música reduce el estrés y se ha demostrado que además disminuye la sensación de ansiedad, mantiene el pulso regular y rebaja la presión sanguínea. Una canción favorita o un disco inspirador puede evocar recuerdos y activar tu imaginación.

Leer un buen libro: Da igual lo que te esté angustiando, leer es una vía de escape invencible. Ya sean *thrillers* con manchas de sangre o cuentos con gatitos adorables, cuando uno se mete en la historia, el mundo real desaparece. Pero cuidado, evita llegar al capítulo 3 sin recordar nada de lo anterior. A veces es fácil leer por encima y tener la mente en otro sitio. Fíjate y recula. No tiene sentido fingir que estás distraído si no es así.

Tomar más conciencia: Concienciarse consiste en estar presente en ese momento y centrarse en el exterior en lugar del interior. Debes afinar tus sentidos, focalizar toda tu atención en lo que estás haciendo y dejarte llevar por el mundo que te rodea en lugar de quedarte atrapado en tu cabeza. Percibir dónde estás y qué estás haciendo es una forma sencilla de relajarse... y funciona.

◆ Mira a tu alrededor y concéntrate en un detalle en concreto. La textura de la chaqueta de una desconocida, los colores del graffiti de la pared, los escaparates de las tiendas. Después, ve más allá: intenta adivinar qué tipo de persona es esa mujer, quién ha dibujado el graffiti o cuánto tiempo habrá tardado en pintarlo.

◆ Escucha. Presta atención a todo lo que oyes e intenta

averiguar de dónde provienen esos sonidos y qué son.
O escucha música, fijándote en la letra o tratando de
identificar los instrumentos o cambios de ritmo. Descárgate
un podcast que consideres interesante. Hay muchas formas
para dejar de escuchar tus pensamientos.

◆ Siente. Guarda algo en el bolsillo con una textura especial,
como lana o madera. Pálpalo y describe su tacto. Utilízalo
como un amuleto para recordarte que debes centrarte en el
mundo que te rodea y no en tus ideas. Si otorgas significado
a un objeto, activará algo en tu cabeza. Por ejemplo: cuando
rozas ese pedazo de madera con las yemas de los dedos, te
recuerda que lo pusiste ahí por un motivo, y eso te hace
sentir más calmado.

Escribe a un amigo: Solo explícale las cosas positivas que has
hecho recientemente. Te sentirás mejor porque recordarás
todas las cosas buenas que te han ocurrido y que merecen tu
atención.

Llama a un amigo: Hablar con alguien distrae de inmediato
(eso si te concentras en la conversación en lugar de esperar tu
turno para hablar). Te recordará que hay vida más allá de
tu cabeza. Escuchar una voz familiar te hará sentir mejor
y se ha demostrado que la risa anima a cualquiera. No puedes
desternillarte de risa mientras te ahoga la ansiedad (a menos
que seas un histérico). Todos los problemas tienen un lado
divertido. Es un alivio poder desahogarse, airear nuestras
ansiedades irracionales y reírnos sin complejos. Además,
escuchar los problemas de los demás consuela a todo el

mundo ya que nos recuerda que no somos los únicos que sufrimos estrés.

Queda con tus amigos: A veces, cuando la gente se estresa sacrifica su vida social porque cree no tener tiempo o que no serán buena compañía. Tonterías. El apoyo social es fundamental para sentirse más tranquilo. El contacto humano (y no solo mediante mensajes, e-mails o llamadas telefónicas) es muy importante, ya que evita el aislamiento. Además, no tienes que hablar de tus preocupaciones si no quieres; el mero hecho de estar con gente que quieres te hará pensar en otras cosas.

Navega por la red: Entra en Internet y echa un vistazo a blogs que te interesan, busca a viejos amigos en Facebook o compara precios de viajes turísticos. Son acciones muy tontas pero sirven para darte un respiro.

Aprende algo nuevo: Nos concentramos más cuando intentamos digerir información nueva, así que anímate y busca una nueva afición, aprende otras recetas o estudia algo que te interese.

Lee citas positivas: De acuerdo, esto puede sonar cursi, pero escribir citas inspiradoras y motivadoras que puedas consultar cuando te estreses puede ayudarte a calmarte. Ya sean divertidas, profundas o provocativas, las citas pueden convertirse en mantras personales para ser más positivo.

Aunque creas que algunas de estas sugerencias no son para ti, dales una oportunidad. Quizá eres de los que se burlan de la idea de tomar conciencia, pero no tardarás en descubrir que te hará mucho bien. Puede que odies los juegos de cartas, pero a lo mejor tienes un don para ellos. Tendemos a descartar aficiones que parecen demasiado sencillas o muy distintas a lo que estamos acostumbrados. El objetivo de este libro es cambiar lo que haces porque no funciona.

No esperes a estar al borde de un infarto antes de probar alguna de estas técnicas. Es mucho más difícil concentrarse cuando sentimos pánico, así que si sueles llamar a un amigo o jugar a cartas durante el almuerzo, ya sabes qué hacer cuando necesites distraerte. Con el tiempo, escapar de tu rutina se volverá algo normal.

Los «imperdibles» del capítulo

✓ No pierdas el tiempo preocupándote por el «¿y si?» o situaciones que no puedes controlar.

✓ Elabora una estrategia para afrontar los problemas que dependen de ti y actúa.

✓ La distracción es una forma excelente de minimizar el efecto negativo de las preocupaciones que escapan a tu control.

7

Poner la preocupación en su lugar

En el anterior capítulo hemos abordado el tema de la preocupación, y hemos examinado las distintas formas de gestionar el miedo al futuro cuando estamos estresados. Si reconocemos el factor que desencadena esos sentimientos podremos ponerle remedio de inmediato.

¿Por qué nos preocupamos?

*E*l último capítulo ha servido para demostrar que obsesionarse con el «¿y si?» o temas que no dependen de nosotros es absurdo. Entonces, ¿por qué lo hacemos? Si bien la distracción es una técnica excelente para gestionar preocupaciones que no son más que una pérdida de tiempo, para lograr un cambio a largo plazo es fundamental entender por qué te preocupas.

La preocupación está relacionada con el carácter y la educación. Es un reflejo aprendido con el que se nace o que se desarrolla a lo largo de la infancia como respuesta al estrés y a la ansiedad. Hasta qué punto te preocupas y qué te preocupa depende únicamente de ti. En general, los más aprensivos creen que dar vueltas a un problema es, en cierto modo, positivo. Al identificar

Las tres justificaciones típicas de cualquier preocupación

Responsabilidad: Ves la preocupación como un rasgo de personalidad positiva porque crees que es una forma de demostrar que algo te importa. Además, consideras que no preocuparte por algo puede causar un resultado negativo.

Control: Preocuparte te hace sentir que tienes el control de la situación y, por tanto, puedes estar más seguro de las decisiones que vas a tomar. Al darle muchas vueltas al asunto te preparas para lo peor.

Motivación: Crees que la preocupación te motiva para hacer las cosas.

los motivos de tu preocupación puedes plantearte si realmente merecen esa angustia. En tu mano está continuar pensando así o no, pero si decides poner remedio (estamos seguros de que querrás cambiar después de probar nuestras estrategias) podrás deshacerte de esas preocupaciones inútiles en un periquete.

Si sueles justificarte así es porque crees que la preocupación es algo positivo, cuando el 99 por ciento de las veces no lo es. El uno por ciento restante corresponde a esas situaciones en que la preocupación te lleva a solucionar un problema (aunque tampoco es del todo cierto porque no cabe la menor duda de que podrías haberlo resuelto sin preocuparte). Debes desafiar esas justificaciones para darte cuenta de que no te ayudan en absoluto y así crear procesos de pensamiento nuevos y positivos.

Desafiar a la preocupación como forma de «responsabilidad»
1. «Si me preocupo es porque me importa»
Muchos son los que creen que al preocuparse demuestran que ese tema les preocupa y, hasta cierto punto, es así. Si te importara un comino algo, no estarías preocupado, sin duda. Sin embargo, estarás de acuerdo en que preocuparse por algo y mostrar interés por algo son cosas diferentes: la primera es negativa mientras la segunda es positiva; por lo tanto, no son intercambiables. Los síntomas de la preocupación (estrés, ansiedad, nervios a flor de piel, exagerar las cosas y estar en tensión) no son comparables a los que mostramos cuando algo, o alguien, nos importa (sentirse satisfecho, hacer cosas por los demás, estar relajado).

✪ Desmontar la idea
◆ Elabora una lista con las cosas que te preocupan bajo el disfraz del interés. Por ejemplo: «Me preocupa la operación de

mamá». Al lado, escribe una alternativa para demostrarte que realmente te importa; por ejemplo: «Enviar una tarjeta a mamá, reservar una tarde para visitarla, hablar personalmente con los médicos». Esto te ayudará a darte cuenta de que hay formas más positivas y proactivas de mostrar interés por algo o alguien.

◆ Piensa en algún amigo que siempre esté tranquilo. ¿Se interesa por las cosas? Por supuesto que sí, pero lo demuestra de otra manera. La próxima vez que estés al borde de un ataque de nervios, pregúntate: «¿Qué haría [insertar el nombre de tu amigo]?».

◆ Convierte la idea en algo positivo: «De acuerdo, estoy preocupado, lo cual demuestra que me importa. ¿Qué puedo hacer al respecto?». Reconoce la preocupación, frénala y adopta una postura positiva.

2. «Si me preocupo evito que ocurra una catástrofe»

Creer que la preocupación evitará un mal desenlace es una tremenda sandez (casi siempre basada en una experiencia puntual o motivada por el perfeccionismo o el miedo al fracaso). Si en una ocasión bordaste un examen que te preocupaba y después suspendiste otro que no te preocupaba, es inevitable que creas que la preocupación es el factor decisivo. El hecho de no revisar para el segundo examen o de estudiar temas que no entraban (las verdaderas razones del suspenso) solo exacerbará el otro factor: «El examen no me importaba y por eso merecí el suspenso».

✪ Pon en duda la idea

◆ Elabora una lista con las cosas que te han salido bien últimamente (una cita, una entrevista laboral, una comida familiar, etc.). Anota en una escala del 1 al 10 cuánto te preocupaste por ellas (siendo 1 «nada en absoluto» y 10 «muchísimo») y sé sincero. Estamos convencidos de que la mayoría de esas cosas marcharon bien sin necesidad de que te preocuparas.

◆ Escribe «LAS IDEAS NO TIENEN PODERES MÁGICOS» en la libreta y léelo la próxima vez que te preocupe la consecuencia de algo. Tus ideas no tienen el poder de cambiar situaciones, ni a mejor, ni a peor. No puedes «pensar» un ascenso, por ejemplo. Pensar que vas a ganar la lotería no aumenta tus posibilidades de llevarte el gordo, del mismo modo que una puerta no se cerrará sola por mucho que lo pienses. Sabes que esto es verdad, así que, ¿por qué crees que pensar en tus problemas va a cambiarlos? No lo hará. Es lo que haces, y no lo que piensas, lo que puede alterar el resultado.

Desafiar a la preocupación como «forma de control»

Esta idea consta de tres partes.

1. «Si me preocupo siento que tengo el control»

Cuando has perdido el control de una situación es natural querer recuperarlo. Pero, tal y como hemos comentado en el capítulo anterior, no puedes hacer nada respecto al «¿y si?», ya que la situación no existe (y probablemente nunca lo hará) y no puedes cambiar algo que escapa a tu control, como el clima o el paso del tiempo.

✪ **Afrontar la idea**
◆ Pregúntate: «¿Puedo controlar las consecuencias de esta situación?». Si la respuesta es no, deja de preocuparte y uti-

liza las técnicas de distracción del capítulo 6. Debes aceptar las cosas que no dependen de ti.

Si la respuesta es sí, actúa (usa la estrategia «de montaña a granito de arena» del capítulo 5). Preocuparse no es lo mismo que tomar cartas en el asunto.

◆ Anota lo que más te angustia de la situación y valora si nace de una preocupación menor que ha ido creciendo. Por ejemplo, «¿Y si rompo con mi novio?», podría haber empezado con un «¿Y si mi novio se ha enfadado porque me he puesto en evidencia?». Te angustia romper con él, pero esa idea nació del miedo a que se avergonzara de ti. Darte cuenta de esto debería abrirte los ojos: las ideas destructivas pueden hacerte sentir que has perdido el control de la situación. Debes enfrentarte a la preocupación original para solucionar la segunda. ¿Por qué has hecho el ridículo? ¿A tu novio le importa?

2. La preocupación es una técnica de resolución de problemas muy eficaz y además hace que me sienta más seguro de mis decisiones

Esto ocurre cuando la parte dudosa de tu cerebro empieza a cuestionar tus instintos. Imagina que eres concursante del programa de televisión ¿Quién quiere ser millonario? El presentador te hace una pregunta y conoces la respuesta, pero al decirte «¿Estás seguro?» de repente dejas de estarlo. Te has convencido de que al preocuparte te aseguras más de tu respuesta, cuando en realidad estás subestimando tu capacidad de tomar decisiones.

✪ Plantar cara a la idea

◆ Escribe «LA DUDA ALIMENTA LA DUDA» en la libreta y léelo cada vez que cuestiones tus instintos. Valorar las distintas alternativas desde la calma no es lo mismo que cuestionarse hasta el punto de perder de vista los deseos de uno mismo. La incertidumbre no es positiva ni negativa, ya que todavía no conoces el resultado. Que no puedas predecir el futuro no significa que vaya a ser malo, pero preocuparse por ello siempre aportará un halo negativo a las cosas. El hecho de subestimar tu capacidad de tomar decisiones es lo que te provoca ansiedad, así que ¡ten fe en ti mismo!

◆ Anota los pros y contras de la decisión que vas a tomar y valóralos desde la tranquilidad y el razonamiento. También puedes pedirle a un amigo o familiar que evalúe tus opciones contigo.

◆ Si no tienes toda la información necesaria para tomar una decisión, espera. Preocuparse por la incertidumbre es inútil.

3. «Si me preocupo estaré preparado para (y protegido de) un mal resultado»

Hay quien cree que al preocuparse reduce las posibilidades de que un desastre le pille por sorpresa. Esa convicción debería haber quedado eliminada en el último capítulo: preocuparse por algo que no ha ocurrido es absurdo y, si sucede lo peor, lo único que habrás conseguido será vivir esas terribles emociones dos veces.

✪ Descarta la idea

◆ Olvídate del «Si espero lo peor, no me decepcionaré». Si ocurre algo malo, te sentirás fatal, lo hayas anticipado o no.

Si piensas en negativo constantemente, actuarás del mismo modo, y eso afectará a todo lo que hagas. Es una profecía que siempre se cumple. Reescribe la historia con un final positivo. Te sentirás más esperanzado y, por lo tanto, actuarás de una forma positiva, lo que beneficiará a que todo salga bien.

◆ Pregúntate: «Si ocurre lo peor, ¿me afectará durante un día, un mes o un año?». Estamos seguros de que en el 99 por ciento de los casos la respuesta es poco tiempo. Pero para ese 1 por ciento es absurdo deprimirse (el único modo de minimizar el efecto es convencerte de que harás planes proactivos cuando ocurra).

Desafiar a la preocupación como forma de «motivación»
«Me preocupo y me motivo para hacer las cosas»

La preocupación nos ayuda a lograr lo que nos proponemos; esta es, sin duda, una idea equivocada pero muy extendida. El problema aquí es que preocuparnos solo sirve para frenarnos y cuestionarnos nuestras decisiones (como se ha explicado anteriormente). La parte de «abordar un problema» funcionará mucho mejor si la preocupación no interviene en el proceso.

✪ Desafiar a la idea
◆ Mírate al espejo y dedícate un discurso motivacional, gritando si hace falta. Si un amigo te pidiera que le motivaras, ¿nombrarías todas las calamidades que podrían ocurrir? Por supuesto que no, y sin embargo te empeñas en hacértelo a ti mismo. Valora las cosas que has hecho bien y lo lejos que has llegado. El ser humano prospera cuando recibe elogios, pero además es una dosis de realidad para sacarte de esos pensamientos negativos. Anota las frases a continuación en

Poner la preocupación en su lugar 111

algún lugar visible y, cuando te embargue la negatividad, busca la que mejor se adapte a la situación y repítela varias veces.

- ◆ No es el fin del mundo
- ◆ Es su problema, no el mío
- ◆ He manejado bien ese asunto
- ◆ Quién sabe, a lo mejor me gusta
- ◆ Puedo lidiar con esto

- ◆ Puedo lidiar con esto, ya lo he hecho antes
- ◆ Estoy mejorando
- ◆ La próxima vez será más fácil
- ◆ Al menos he aprendido algo

Escoge un día y, siempre que te preocupes, anota cuánto tiempo crees que has estado dándole vueltas a ese asunto. Al final del día apunta cuánto tiempo has pasado no haciendo nada. Esto debería servir para demostrarte que preocuparse es una pérdida de tiempo, de modo que la próxima vez que te pase, puedes pararlo y dedicarte a otra cosa más positiva. Así, en cuanto proyectes una terrible predicción sabrás cómo deshacerte de ella.

Los «imperdibles» del capítulo

✓ No confundas la preocupación con la acción.

✓ Las ideas no cambian el futuro, tus actos sí.

✓ Puedes sentirte motivado, con control y demostrar que algo te importa sin estar siempre preocupado.

Capítulo **8**

Comprobar
la realidad

El modo en que interpretas una situación condiciona hasta qué punto te estresas. En este capítulo examinaremos diversas maneras para poner los pies en el suelo y afrontar situaciones estresantes desde la calma.

Pensamientos negativos automáticos (PNA)

*L*a preocupación es uno de los rasgos del pensamiento negativo que rodea el estrés. Es importante, pero no el único. Al final, el estrés que te provoca una situación está condicionado por el modo en que la interpretas y por tus valoraciones primaria y secundaria que, a su vez, están influenciadas por tus pensamientos.

La mente es rápida, y las ideas se mueven en tu cerebro como panteras salvajes. Puesto que nunca dejamos de pensar, apenas nos damos cuenta de ciertas ideas tediosas que aceptamos como hechos. Ahí es donde entra el pensamiento negativo automático (PNA), que consiste en ideas arraigadas que deambulan por debajo de nuestra consciencia. Cuando aparecen, las aceptas sin cuestionarlas o incluso sin percatarte de ellas. Estos pensamientos afectan a tus creencias y a la percepción de ti mismo. Cuando estás ansioso y se activa el reflejo de lucha o huida, automáticamente tu mente se centra en la «amenaza» y los PNA del tipo «No puedo con esto» se desbocan por tu cabeza sin control.

Cuando te acosan los PNA, entran en juego algunos prejuicios que distorsionan la información o la manipulan para adecuarla a tus miedos, y por eso interpretas la realidad desde una visión negativa y exageras los hechos, por insignificantes que sean.

Para gestionar el estrés, es fundamental cuestionarse los PNA y reconocer que no son más que sandeces. Solo entonces podrás formular alternativas creíbles (que tu mente negativa aceptará a regañadientes), lo que te hará sentir más tranquilo, más feliz y teniendo el control de la situación.

El PNA en pocas palabras

Los PNA son valoraciones e interpretaciones que vagan por tu cabeza. Pueden ser conscientes y deliberados, pero la mayor parte de las veces son automáticos y, por lo tanto, no eres consciente de ellos, sino que los aceptas y los archivas como hechos. Por ejemplo: «Si no asisto a la despedida de soltera de mi amiga, nuestra amistad se resentirá». Resulta fácil aceptar estas ideas porque pueden ser verosímiles (es posible que te pierdas algún momento memorable en la vida de tu amiga), pero suelen ser irracionales y utópicos (ya te has perdido momentos importantes de su vida antes y eso no afectó a vuestra amistad).

Cuando estás estresado y eres todo un experto en generar los peores escenarios en tu cabeza no te planteas cuestionarte tus PNA, lo cual es terrible porque si lo hicieras te darías cuenta de que no se sostienen por ningún lado. Si crees a pies juntillas estos pensamientos negativos y acabas por aceptarlos te sentirás fatal, puesto que pasarán de ser dañinos a aceptables y terminarán siendo obvios. «Es evidente que me perderé cosas importantes. Eso hará que ella esté más unida a sus otras amigas y me devolverá mi ausencia con la misma moneda» Esto puede hacerte sentir enfadado, frustrado y triste…

✪ Un consejo de amigo

La próxima vez que identifiques un PNA o te percates de que buscas pruebas para afianzar una visión negativa de la situación, hazte esta pregunta: «¿Qué consejo le daría a una amiga si estuviera en la misma situación? ¿Estos pensamientos son racionales? ¿Puedo sacar algo positivo de esto?». En general somos más justos y sinceros con un amigo que con nosotros mismos e intentar encontrar un punto de vista objetivo es la definición de justo.

¿Cómo procesamos las cosas?

Cuando apagas el despertador por la mañana, no verbalizas todo lo que haces: «Voy a poner los pies en el suelo, voy a levantarme, estirar las piernas, comprobar el teléfono, andar hasta la ducha, etc.». Tan solo te pones en pie y sigues tu rutina con el piloto automático puesto. Esto nada tiene que ver con «procesar», que se define como el modo en que gestionamos los pensamientos con eficacia. Nuestro cerebro decide lo que merece nuestra atención y lo que no, desviando así toda la información que considera intrascendente. Esto es esencial para que podamos funcionar, ya que si nuestra mente tuviera que sopesar cada pequeño gesto que hacemos nos estallaría la cabeza.

Este sistema funciona a la perfección hasta que tu cerebro activa el piloto automático negativo y decide centrarse solo en las cosas malas, filtrando así toda la información desde una perspectiva pesimista. Los demás hechos, útiles e incluso relevantes, se descartan o ignoran, de forma que tus niveles de ansiedad se mantienen o crecen. La memoria también juega un papel importante aquí, ya que solo recuerda situaciones pasadas que gestionó desde un punto de vista negativo. Eso es justo lo

Ejemplo: el dilema de James

James quiso confesarle a su mejor amigo, Simon, que sospechaba que la hermana de él, Lisa, no le trataba como se merecía. A través de varios e-mails aseguró que ella le denigraba en público y le ninguneaba delante de todos sus amigos. Simon nunca respondió a los e-mails, y a James le embargó la ansiedad. Tras otro día de silencio, acabó por convencerse de que se había pasado de la raya y de que Simon estaba furioso con él.

James escribió a un par de amigos para averiguar algo de Simon, y uno de ellos confirmó haber charlado con él, así que supuso que sí habría recibido sus e-mails. Comprobó su perfil de Facebook para ver si había actualizado su estado y descubrió que había escrito «La familia es complicada» hacía una semana.

Para James esa fue la prueba irrebatible que demostraba que su amigo estaba pagándole con el silencio. Estaba seguro de que Simon seguía enfadado. Ignoró por completo el hecho de que la mayoría de amigos no sabían nada de Simon, y también pasó por alto el comentario críptico que había dejado este sobre su familia una semana antes de haber recibido el e-mail.

En realidad, Simon necesitaba tiempo para responder ese e-mail. Agradecía que James se interesara por él, pero le avergonzaba el trato que recibía de su hermana y no sabía cómo enfrentarse a ello. Pero, puesto que sabía que James estaría preocupado, no tardó en escribir su respuesta.

que ocurre cuando tu cuerpo se enfrenta al reflejo de lucha o huida; tu mente ha aprendido a captar únicamente los hechos que pueden considerarse amenazadores, y por tanto te ha convencido de que:

◆ La probabilidad de que ocurra algo que temes es más alta de lo que en realidad es
◆ El impacto de una situación es peor de lo que en realidad es
◆ No eres capaz de lidiar con ello

Interpretas hechos completamente neutrales como negativos. Tu cuerpo cree que se enfrenta a una situación de vida o muerte y te prepara para cualquier posible peligro.

Cuando te invaden estos prejuicios, tu mente trata de ayudarte y cataloga cualquier prueba como «amenaza», lo que activa tu negatividad (por ejemplo, que Simon se hubiera puesto en contacto con otro amigo y hubiera dejado un mensaje sospechoso en Facebook), aunque lo cierto es que no ayuda en absoluto. La gente que está estresada o ansiosa suele ponerse en lo peor y descarta cualquier hecho que demuestre lo contrario. James no sabía a ciencia cierta si Simon estaba enfadado y al llegar a esa conclusión ignoró ciertos hechos: no sabía cómo se sentía Simon respecto al e-mail ni qué pretendía hacer. Lo único que James podía hacer era esperar o pasar a la acción (enviarle un mensaje o llamarle para preguntarle cómo estaba). Preocuparse y obsesionarse con algo es absurdo además de una soberana pérdida de tiempo.

✪ Quien no busca, no encuentra

Durante los próximos tres días, toma nota de todos los carteles de SE VENDE que veas por la calle. No te esfuerces en localizarlos; si por casualidad ves uno, haz una nota mental y, al final de cada día, calcula cuántos has visto más o menos. Después, durante los siguientes tres días, busca esos carteles. Cuando veas uno, anótalo en la libreta para no perder la cuenta. Cuando acabe el día, suma el número de carteles que has visto.

Durante la segunda tanda habrás visto muchos más carteles que en la primera, sin duda. Y no es porque de la noche a la mañana hayan aparecido ahí, sino porque los buscabas a conciencia, del mismo modo que buscas «amenazas» o «pruebas» negativas cuando te ahoga el estrés. Esto no significa que las cosas negativas sean más importantes que las positivas, tan solo que has alterado tu centro de atención. Cuando planeas comprarte un sofá, de repente te fijas en los sofás de tus amigos. Si piensas comprarte un móvil, compruebas qué móvil tiene la gente de tu entorno. No es que sean cosas importantes, tan solo estás dándoles más prioridad.

Tus prejuicios naturales también determinarán a qué prestas atención. Todo el mundo tiene ideas preconcebidas sobre cosas. Has crecido con ciertas creencias y, aunque trates de ser objetivo, estas invaden y colorean tu forma de pensar. Sin embargo, estas creencias pueden cambiar y alterar esos prejuicios, lo cual es positivo porque si eres una persona cargada de prejuicios debes cambiar. Cuando te estresas, formas una firme opinión sobre temas que antes te importaban bien poco. De repente, situaciones hasta ahora sin importancia se vuelven fundamentales. ¿Esa conversación entre murmullos en la oficina? Seguro que hablaban de ti. ¿Esa risotada en el gimnasio? Iba por ti. ¿Nadie ha respondido al e-mail conjunto que enviaste? Es por ti. Estas ideas preconcebidas crearán y moldearán tus PNA.

La buena noticia es que una vez sepas darte cuenta de tus prejuicios y PNA podrás distanciarte de ellos y desafiarlos.

Clases de PNA

1. Adelantar acontecimientos

Es decir, sacar una conclusión a partir de pruebas sin fundamento (tal y como hizo James). Este tipo de pensamiento también afecta tu visión del futuro, ya que empiezas a predecir lo que piensan y van a hacer los demás porque, de la noche a la mañana, crees que puedes leer mentes.

✪ El pastel de la verdad

Paso 1. Dibuja un gran círculo en un folio. Al lado escribe una lista de todos los posibles resultados de una situación, colocando el peor en último lugar. Aquí tienes un ejemplo:

La situación: He malinterpretado una noticia del periódico y he escrito en Twitter un comentario al respecto bastante estúpido. Varios de mis contactos y algún desconocido me han corregido públicamente.

Paso 2. Dibuja un pastel y divídelo en secciones, o porcentajes, según la probabilidad de cada resultado (puedes pedirle consejo a un amigo o pensar qué le dirías a un amigo si te explicara el problema). Sé sincero. Cuando llegues al resultado G apenas te quedará una diminuta porción del círculo. No te quedará más remedio que admitir que sacas conclusiones sin basarte en pruebas fehacientes.

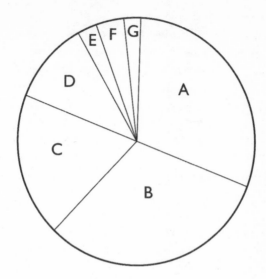

Posibles resultados (empezando por el menos malo)

A Todos se olvidan del comentario en un día

B La mayoría de mis amigos y contactos no se dan cuenta

C Pierdo un par de seguidores

D Pierdo toda credibilidad en esa red social y mucha gente deja de seguirme

E Hay quien no olvida el comentario y sigue sacando el tema cada dos por tres

F Gente importante ve el comentario y piensa que soy un idiota

G Pone en peligro mi futuro laboral, ya que varios jefes podrían verlo y tomarme por un estúpido

2. Ser catastrofista

Sobrestimas las posibilidades de que ocurra un desastre, te centras en el peor de los desenlaces y además ignoras tu capacidad de sobreponerte a un problema. Por ejemplo, no entregas un proyecto a tiempo y crees que vas a perder el trabajo. O envías un mensaje enfadado y piensas que has arruinado esa relación.

✪ Ponte a prueba

Hazte las siguientes preguntas:

◆ ¿Soy catastrofista?
◆ ¿Qué es lo peor que puede ocurrir?
◆ ¿Qué sería lo mejor que podría pasar?
◆ Con el corazón en la mano, ¿qué es lo más probable que pase?
◆ Si ocurre lo peor, ¿qué puedo hacer? ¿Qué habilidades tengo para manejar el problema?

3. Binoculares invertidos

Consideras importantes los factores negativos e ignoras aquellos que no respaldan tu visión catastrófica. Por ejemplo, recuerdas todas las veces que te has equivocado en una decisión y olvidas las ocasiones en que has hecho lo correcto. Filtras toda información positiva y almacenas solo la negativa.

✪ Jugar al abogado del diablo

Busca puntos de vista distintos. Así, por ejemplo, si piensas que tu jefa te mira con el ceño fruncido y consideras que todas las pruebas apuntan a una misma conclusión (no contesta tus e-mails, no te felicitó por el proyecto), ármate de valor y busca pruebas que confirmen lo contrario. ¿También mira enfurruñada al resto de tus compañeros? ¿Acaso suele felicitar a sus empleados por su trabajo? ¿Siempre contesta los e-mails con retraso? Toma perspectiva y pide opinión a alguien que no esté implicado. Toma nota de todas las veces que has logrado resolver una situación similar y recuerda todas las ocasiones en que las cosas han salido mejor de lo que esperabas. Reconocer los factores contrarios a tu valoración negativa te dará una perspectiva más equilibrada y realista y, aunque una vocecita en tu cabeza grite «Huye, tu jefa te odia», estarás más tranquilo. Debes activar tu mente racional.

4. Debería, podría…

Te preocupas por cosas que tendrías que hacer, por la opinión que los demás tienen de ti y por lo que deberías estar haciendo de acuerdo con esas reglas no escritas que te has metido en la cabeza. Utilizas con demasiada frecuencia palabras como «debería», «tengo que» y «no puedo», pero nunca tienes la sensación de hacer las cosas bien.

✪ Deja de ser juez y jurado

Cambia expresiones como el «debería», el «tengo que» y el «no puedo» por algo más flexible, como un «podría». Por ejemplo, «Debería haber hecho eso» puede cambiar a un «Podría hacer / Haré eso la próxima vez». Olvida esas exigencias internas basadas en una visión idealizada de la realidad. Sé más tolerante contigo mismo y acepta ideas más flexibles si quieres reducir el estrés.

5. Saborea el fracaso

La gente estresada suele recordar una y otra vez cosas negativas que ocurrieron en el pasado. Dar vueltas a situaciones que no acabaron bien o tuvieron repercusiones negativas solo servirá para que temas el futuro y proyectes cualquier problema desde la negatividad, como si llevaras gafas de sol. Minará tu confianza y te impedirá que avances, que te arriesgues y que valores lo que tengas.

✪ Acepta lo que no puedes cambiar

No seas tan duro contigo mismo. Lo pasado, pasado está. Ya ha acabado, supéralo. El remordimiento y las recriminaciones no ayudan a nadie. Tomaste la mejor decisión basándote en la información de la que disponías en ese momento o, de lo contrario, habrías decidido otra cosa completamente diferente. Acepta lo ocurrido, aprende de ello y enfréntate al asunto que tienes ahora entre manos. Pasar a la acción te ayudará a sentirte más calmado.

Pensamientos: preparados para un duelo

Las estrategias anteriores son herramientas cotidianas muy generales que puedes utilizar cuando estés estresado para poner los pies en la tierra. A largo plazo deberás desafiar a tu PNA y a tu piloto automático negativo para cambiar tu forma de pensar.

✪ Completa la tabla utilizando las preguntas que aparecen a continuación y las respuestas sugeridas como guía:

Día/Hora	Situación	Emociones y sensaciones físicas	¿Predicciones fruto de la ansiedad? ¿Cuál es la idea preconcebida?	Perspectivas alternativas. Utiliza las preguntas para encontrar más puntos de vista	¿Cuál es la perspectiva más razonable?
Jueves	He discutido con mi hermana	Tenía un nudo en el estómago y me sentía culpable	Ya estaba molesta conmigo, así que no me dirigirá la palabra durante semanas y se quejará de mí al resto de la familia (sacar conclusiones precipitadas y ser catastrofista)	Necesita tiempo para meditar lo ocurrido y tranquilizarse. En algún momento se pondrá en contacto conmigo, como pasó la última vez	Seguramente está enfadada y necesita espacio. No le irá con el cuento a la familia porque nunca lo ha hecho antes
Viernes	Reunión de trabajo sobre mi rendimiento	Nervios, ansiedad, náuseas	Van a decir que no trabajo lo bastante bien, así que no me renovarán el contrato porque es lo que pasó en mi antiguo empleo (sacar conclusiones precipitadas, ser catastrofista y regodearse en el fracaso)	Me he esforzado desde el primer día y me han felicitado por mi trabajo. No sé qué se hablará en la reunión pero no tengo motivos para ponerme en lo peor	Quizá quieran comentar mi rendimiento, sugiriéndome qué debo mejorar, pero en general me he esforzado. Espero que me renueven el contrato

◆ ¿Qué ocurrió?
◆ ¿Cómo te sentiste emocional y físicamente?
◆ ¿Qué pensaste que ocurriría?
◆ ¿Hay otras perspectivas? ¿Qué pruebas tienes que las respalden?
◆ ¿Puedes identificar qué tipo de PNA tuviste de la lista anterior?

◆ ¿Te has marcado un objetivo inalcanzable o poco realista?
◆ ¿Estás prestando atención a los dichosos factores negativos que no tienen base alguna?
◆ ¿Estás exagerando tu papel en el desarrollo del problema?
◆ ¿Estás subestimando lo que puedes hacer para lidiar con el problema?
◆ ¿Qué es lo más probable que ocurra?

Completar la tabla anterior te obligará a alejarte de la situación para observarla desde una perspectiva más objetiva y racional. Verás con tus propios ojos por dónde se cuelan esos pensamientos negativos y podrás utilizar las armas que tienes para desafiarlos. También deberás identificar en qué punto has aceptado presunciones ambiguas como hechos. En el ejemplo del jueves hemos escrito «Ya estaba molesta conmigo», como si fuera una verdad absoluta. Si nuestra hermana nos hubiera llamado un par de días y hubiera chillado «Estoy muy molesta contigo», entonces de acuerdo. Pero si no, ¿por qué lo hemos constatado como un hecho? A menudo confundimos las conjeturas con verdades, basándonos únicamente en creencias e interpretaciones. Recuerda añadir siempre el «creo» al principio de estas ideas, como «Creo que ya estaba molesta conmigo», ya que te dará pie a buscar pruebas que refuten esa idea. Completar la tabla y desafiar a tu PNA utilizando nuestras técnicas cambiará tu modo de pensar e interpretar las cosas, sin duda alguna.

Los «imperdibles» del capítulo

✓ Oblígate a ser justo, reconoce tanto los factores positivos como negativos y pon en duda siempre tus suposiciones.

✓ Los PNA no son bienvenidos; los has aceptado tú mismo, así que en tus manos está echarlos de tu cabeza.

✓ Hacer frente al pensamiento negativo te hará sentir más tranquilo.

Capítulo **9**

Deja de posponer ...YA

Este capítulo está dedicado a todos aquellos cuyo lema es «Ya lo haré luego» o «Si ignoro el problema acabará por desaparecer». Evitar afrontar una circunstancia o situación de por sí estresante solo sirve para acrecentar esa angustia. Aquí explicaremos cómo enfrentarte a los problemas desde una perspectiva factible.

Antes haré esto otro...

$\mathcal{A}$ la hora de enfrentarte a un problema, tanto lo que haces como lo que no, afecta, y mucho, al estrés que aquel puede provocarte. Por desgracia, cuando las posibles consecuencias de una situación nos asustan (efecto de la ansiedad), tendimos a evitarla o ignorarla por completo. Esto incluye desde asuntos triviales y sin importancia —«Escribiré la lista de invitados a la fiesta mañana»—, hasta decisiones que pueden cambiarte la vida —«No dejo el trabajo para estudiar Bellas Artes porque no soy lo bastante bueno».

El estrés mina la confianza en uno mismo y por eso luego nos cuesta iniciar proyectos. Cuando la perspectiva de empezar algo nuevo te abruma, postergas la decisión una y otra vez, de modo que cada vez la bola se va haciendo más grande. Al final acaba por convertirse en un asunto de vida o muerte que exige toda tu atención (como la lista de invitados) o que va consumiendo tu autoestima (el sueño de entrar en Bellas Artes) hasta que es demasiado tarde.

Efectos de evitar un problema

Al evitar o postergar una decisión, no te das la oportunidad de rebatir tus creencias negativas. En ese momento esquivarlo parece lo más fácil, pero el alivio de no tener que enfrentarte a él es efímero. Puede que, a corto plazo, te libres de la incomodidad de tomar una decisión, pero en realidad estás alimentando un esfuerzo que resultará mucho más doloroso (añade culpabilidad y arrepentimiento al cóctel de sentimientos). Te sentirás mal por no haber actuado cuando debías y te reprenderás por ello, lo que hará que el problema original parezca un obstáculo insalvable. Llegados a este punto, se activa tu reflejo de lucha o huida porque el problema que has ido postergando se convierte en una amenaza y crees no poder sobrellevarlo. Y todo eso te empuja a evitarlo sea como sea. No solo estás manteniendo los niveles de estrés y ansiedad, sino que los estás aumentando, tal como muestra el siguiente círculo vicioso:

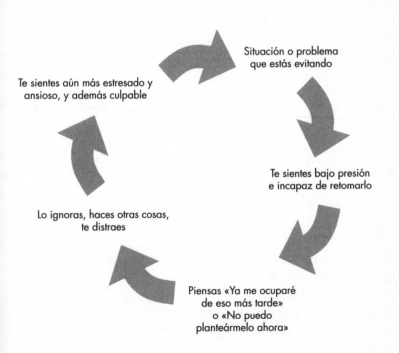

Situación o problema que estás evitando

Te sientes bajo presión e incapaz de retomarlo

Piensas «Ya me ocuparé de eso más tarde» o «No puedo planteármelo ahora»

Lo ignoras, haces otras cosas, te distraes

Te sientes aún más estresado y ansioso, y además culpable

Tipos de evasión

Hay infinidad de maneras de bloquear situaciones o circunstancias desagradables, pero a continuación verás las estrategias de evasión más frecuentes:

◆ Posponer una decisión mientras te ocupas de otros asuntos, como limpiar, llamar a un amigo, comprobar el correo, etc.
◆ Utilizar constantemente las técnicas de distracción del capítulo 5 para evitar enfrentarte a las preocupaciones que puedes controlar y, por lo tanto, puedes hacer algo al respecto (en lugar de usarlas para deshacerte del típico «¿y si?»)
◆ Trabajar día y noche para no tener tiempo para nada más
◆ No descansar nunca, ya sea en un entorno laboral o social, para no poder pensar
◆ Utilizar el alcohol o las drogas para esquivar el problema o situación
◆ Comer compulsivamente
◆ Hacer demasiado deporte
◆ Hacer cualquier cosa para evitar el problema y no pensar en él

¿Por qué evitamos ciertas cosas?

Hay muchas razones que pueden justificar tu actitud, pero las principales suelen ser:

◆ Miedo al fracaso
◆ Miedo a tomar la decisión incorrecta
◆ Porque quieres alcanzar la perfección
◆ Miedo a perder el control
◆ Miedo al cambio

◆ Intentar por todos los medios estar más estresado o ansioso
◆ Porque no tienes tiempo (lo cual es irónico porque has perdido muchísimo tiempo postergando decisiones)

Quizás evitas empezar un proyecto porque no te ves capaz de hacerlo, o evitas a un amigo porque sabes que discutiréis sobre ese tema que tanto te incomoda, o evitas responder al teléfono por si quien te llama va a darte una mala noticia.

Puede que postergues tareas hasta el último minuto para demostrarte algo (no crees que el proyecto sea lo bastante bueno, así que si lo haces rápido y corriendo y recibes críticas, siempre puedes echarle la culpa a la falta de tiempo). Tu miedo al fracaso o a no dar la talla hace que, de forma deliberada, sabotees tus posibilidades. Así, si fracasas siempre puedes consolarte pensando que, si te hubieras esforzado más, el resultado habría sido mejor. Lo mismo ocurre con las relaciones. Muchos son los que sabotean una relación por el miedo al rechazo. Y cuando ocurre pueden escudarse en ese comportamiento en lugar de buscar el problema de raíz. Al actuar de este modo jamás tendrás la oportunidad de demostrarte a ti mismo que podrías haber bordado ese proyecto si lo hubieras intentado.

Algunos tratan de mantener el control con ciertos rituales, como comprobar las cosas mil veces, tenerlo todo siempre organizado o preguntar constantemente si lo están haciendo bien. Este comportamiento es una herramienta de postergación que, a pesar de reducir la ansiedad a corto plazo, no sirve para abordar el problema real. Cuando la ansiedad vuelve, cosa inevitable, te ves obligado a empezar ese ritual una vez más, lo cual empeora siempre las cosas a largo plazo.

Al no enfrentarte a una situación, o al hacerlo pero con poco entusiasmo, te niegas la oportunidad de comprobar cómo habrías gestionado la ansiedad si hubieras plantado cara al problema. La ansiedad no se mantiene en su punto más álgido para siempre y, en general, alcanza ese pico al principio, de modo que una vez abordas el problema, empezará a disminuir.

Cómo combatir la supresión del pensamiento

Cuando evitas hacer algo, también intentas no pensar en ello. Da lo mismo que trates de distraerte porque ese asunto que pretendes ignorar te perseguirá allá donde vayas como un espía infiltrado. Merodeará por los rincones de tu mente en cada conversación que mantengas, en cada e-mail que envíes,

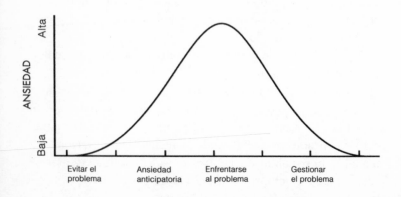

Posibles resultados (empezando por el menos malo)

en cada copa de vino que tomes. Esto puede provocar tal estrés que resultará inevitable preocuparse. Ahora no solo evitas la situación, sino también tus ideas y tu culpabilidad. Esquivar un asunto consume mucho tiempo y energía y, además, puede hacer que otras tareas parezcan mucho más difíciles. Lo más probable es que estés más sensible, incluso a la defensiva, porque tienes los nervios a flor de piel.

El funcionamiento de la mente es un engorro. Cuando intentas no pensar en algo, solo puedes pensar en eso. Es como el elefante rosa; intentar no pensar en él significa que estás pensando en él.

✪ Tren de ideas

En lugar de intentar apartar esas preocupaciones sobre el problema de tu mente, invítalas a entrar… y después déjalas marchar. Imagina que cada pensamiento sobre esa situación que estás evitando es un tren de alta velocidad. La próxima vez que retumbe en tu cabeza, míralo de frente, reconócelo… pero no te subas a ese tren. Deja que se aleje y no te obsesiones con esa idea.

Si practicas este ejercicio con cualquier imagen visual que te funcione (puedes dejar ese pensamiento sobre una hoja que se lleva la corriente de un río, por ejemplo), verás que la frecuencia de esas ideas disminuye y, cuando aparecen, ya no te resultarán tan molestas. La clave es plantar cara a la idea, aceptar que esta ahí y no aferrarse a ella.

Enfréntate a tus miedos

Cambiar el modo en que actúas cuando te enfrentas a una tarea que te intimida es un factor básico para tranquilizarse y reducir el estrés. Cuando evitas algo no sabes muy bien a qué te enfrentas. Tu mente se convence de que será peor de lo que en realidad es y por eso tienes la sensación de no poder lidiar con ello. Si intentaras plantar cara al problema al menos tendrías una oportunidad de solucionarlo.

Ha llegado el momento de aguantar lo que venga. Cuanto antes empieces a enfrentarte a las cosas, antes te darás cuenta de que son más fáciles de lo que preveías. Aunque sea un tema delicado, será más fácil manejarlo hoy que mañana o el próximo mes.

Debes prometerte que, una vez empieces, no puedes dejar las cosas a medias porque de ser así, jamás sabrás si habrías podido hacerlo bien ni tendrás la oportunidad de rebatir tus miedos.

✪ Listas, benditas sean

◆ Haz una lista con todo aquello que estás evitando
◆ Ordena la lista empezando por aquellas tareas más sencillas o por las más divertidas
◆ Empieza por la primera tarea, la más sencilla o divertida, y pasa a la acción. Si abordas una situación agradable te motivarás para afrontar las más difíciles, esas que tanto temes. Ganarás confianza y te verás más capaz de afrontar esas tareas más complicadas
◆ Si tienes un proyecto gigantesco que llevas días postergando, empieza por descomponerlo en partes más

pequeñas (consulta la técnica «de montaña a granito de arena» del capítulo 5). Cuando se avecina una tarea importante puedes sentirte tan abrumado que no te atreves a dar el primer paso. Empezar siempre es la parte más difícil, pero una vez lo hagas te sentirás menos culpable y menos estresado por haber estado evitándola.

Si la idea de abordar tareas importantes te aterroriza, los pasos siguientes te ayudarán a que te parezca mucho más llevadera:

1. Imagínate en la situación, afrontando el problema, pero hazlo con la versión más segura de ti mismo. Sigues siendo tú pero en tu mejor día.

2. Imagina que ese problema o situación no te estresa en absoluto y que no lo has estado posponiendo. Tan solo lo abordas y actúas tal y como debes hacerlo.

3. ¿Cómo lidiaría con el problema ese yo más eficaz y seguro de sí mismo? ¿Qué haría? ¿Qué soluciones encontraría? ¿Hay obstáculos insalvables? De ser así, ¿cómo los superaría?

4. De acuerdo, esto puede sonar raro, pero inténtalo: visualiza lo que llevas puesto, tu ademán, el tono de tu voz y lo que ves y oyes a tu alrededor. Imagina dónde estás, incluso en la habitación en la que te encuentras.

5. Ahora imagina una versión insegura de ti mismo. ¿Qué

piensa esa versión de la tarea? «Es demasiado difícil. No tenemos tiempo» ¿Qué contestaría la otra versión? ¿Qué consejo le daría? ¿Podría afrontar y desafiar esas predicciones negativas o ansiosas que ha creado tu yo temeroso? (Repasa el capítulo 8 y echa un vistazo a las estrategias para desafiar ciertos pensamientos). Sin duda, tu yo más seguro acabará convenciendo a tu yo pesimista.

6. Repasa esa situación imaginaria varias veces, hasta que dejes de verla ridícula. A veces tenemos que ponernos las pilas nosotros porque, por mucho que nos lo digan los demás, debe nacer de nuestra voluntad.

7. Ahora sigue tu propio consejo y actúa según él. Tu yo seguro ha abordado los problemas principales y ha empezado a buscar soluciones para evitar sorpresas desagradables.

8. Si esto no funciona, llama a un amigo y explícale cómo pretendes empezar a afrontar esa situación o problema. A veces, escuchar de nuestra viva voz la estrategia que vamos a utilizar sirve como impulso para ponerse manos a la obra. Y no olvides que trazar una estrategia es el primer paso para afrontar un problema.

Lidiar con la ansiedad anticipatoria

Una vez has tachado varias tareas de tu lista y tomado las riendas de tu adicción a postergar las cosas, ha llegado el momento de abordar la realidad de la situación para que,

¿Qué estás / estabas evitando?	¿Qué resultado temes?	Probabilidad de ese resultado (0 poco probable, 10 inevitable)	¿Cuál fue el resultado?	¿Salió mejor o peor de lo que esperabas?	¿Cómo lidiaste con ello?
Empezar un proyecto	Que no sea lo bastante bueno	9	Mi jefe reconoció que tenía buenas ideas	Mucho mejor	En realidad bien
Visitar a unos amigos	No me lo pasaré bien porque estoy nervioso	7	Les conocí y nos lo pasamos bien. Desapareció todo rastro de ansiedad	Mucho mejor	Muy bien
Presentarme al examen teórico del carné de conducir	Voy a suspender porque no he estudiado suficiente	10	Suspendí, pero solo por dos errores. Si repaso bien, aprobaré sin problemas la próxima vez	Igual	Aunque no aprobé, no fue para tanto
Llamar y concertar una cita con el médico	No quiero llamar por si tuviera que explicar por qué quiero esa cita	7	Llamé y me hicieron algunas preguntas, pero en ningún caso sentí bochorno	Mejor de lo esperado	Muy bien

cuando vuelvas a toparte con un problema parecido en el futuro, no te escondas bajo el escudo de «evitarlo a toda costa».

Tal y como hemos comentado antes, la mente juega con nosotros y cada vez que estamos ansiosos nos hace creer que va a ocurrir una catástrofe. Anticipamos consecuencias siempre irreales. Sin embargo, ahora que has aprendido a plantar cara a tus miedos, deberías saber que el resultado nunca es tan malo como esperabas.

Completa la tabla anterior basándote en las cosas que tachaste de la lista «plantar cara a tus miedos». En general, prestamos menos atención a los problemas que hemos conseguido solucionar que a las posibles consecuencias que tememos que ocurran. Anotar lo ocurrido te ayudará a recordar los buenos resultados que obtuviste y así la próxima vez que te veas en un aprieto puedes releer esas anotaciones y motivarte.

Puedes acostumbrarte a hacerlo día a día. Toma nota cada vez que evites una situación estresante y actualiza la tabla detallando qué has hecho al respecto. Aunque lo que más temes acabe por ocurrir, habrás actuado y ganado confianza.

Las sensaciones que vives antes de afrontar un problema o situación no tendrán nada que ver con las que te embargan una vez solventado el asunto. No olvides que el mejor modo para predecir el futuro es el pasado, así que intenta adquirir una perspectiva positiva para ganar confianza. Si estás acostumbrado a dejar para mañana lo que puedes hacer hoy, nunca cambiarás… a menos que decidas hacerlo.

Los «imperdibles» del capítulo

✓ Plantar cara a tus miedos y afrontar los problemas te ayudará a ganar confianza y a convencer a tu mente escéptica de que puedes hacer cosas y solucionar problemas.

✓ Si empiezas algo que llevas tiempo posponiendo, o afrontas una situación que has estado evitando, los niveles de ansiedad y culpabilidad disminuirán.

✓ Los resultados nunca son tan malos como nuestra mente ansiosa prevé. Demuéstratelo poniéndote manos a la obra con esas tareas que siempre dejas para otro momento.

Capítulo 10

Aprender a calmarse

A hora que ya has adquirido estrategias para gestionar el pánico en momentos de gran estrés, ha llegado la hora de concentrarse en técnicas más generales para estar todo el día en estado zen.

Lleva una vida sana

*S*orpresa, sorpresa, ¡estar sano es bueno para ti! Sí, ya sabemos que no es nada nuevo, y también sabemos que un pastel de nata y hojaldre es mucho más apetitoso que una ensalada. Como humanos, tendemos a ignorar hechos básicos y evidentes. Vivimos en una sociedad marcada por el «aquí y ahora», y por eso solemos postergar cosas, olvidarlas o buscar la solución más rápida. Y no solo nos referimos a una dieta, sino a todo. Comemos rápido, hablamos rápido, hacemos y perdemos amigos rápido, trabajamos rápido. Queremos estar satisfechos ahora y pensar en el futuro nos aburre. Olvidamos que las soluciones inmediatas son remiendos temporales (como pintar una pared todavía húmeda o ir a la peluquería después de varios margaritas).

Cuando te estresas y estás abatido, es fácil adoptar malos hábitos (comer compulsivamente, evitar ciertas tareas, tomar alcohol o drogas, etc.). Puede que te alivien en ese instante, pero la sensación no es duradera. Poco después aparece la culpabilidad y la ansiedad del primer momento. Llevar un

La norma 80:20

Aplica la norma 80:20 siempre que lo necesites. Aspira a vivir tranquilo el 80 por ciento del tiempo y deja ese 20 por ciento libre. Nadie es perfecto y llevar una vida sana no debería convertirse en algo estresante. Incorpora las sugerencias que explicaremos a continuación en tu día a día y notarás la diferencia.

estilo de vida saludable es una forma fácil y rápida para estar más calmado.

Tus niveles de resistencia al estrés agradecerán que optes por comida saludable, que frenes el consumo excesivo de alcohol y café y que duermas las horas necesarias. Pero no solo debes ocuparte de tu salud física, sino también de tu salud mental. Dedícate algo de tiempo para ti, baja el ritmo, habla de cómo te sientes y queda con tus amigos; es decir, todo aquello que sacrificas cuando estás triste.

✪ Come bien y reduce el estrés

Una dieta equilibrada puede contrarrestar el impacto del estrés, mejorar tu sistema inmunológico y disminuir la presión sanguínea. Todos somos diferentes, eso es indudable. Lo que nos gusta comer, y podemos permitirnos sin perder la línea, varía según cada cual. Sin embargo, es innegable que algunos alimentos son indispensables para reducir el estrés:

◆ Comida rica en vitamina C, como el tomillo, el perejil, el brócoli, la coliflor o el kiwi. Ayudan a ajustar la presión sanguínea y el cortisol (que liberamos durante el reflejo de lucha o huida) a niveles normales. Si tu cuerpo está más tranquilo, tu cabeza hará lo mismo.

◆ El magnesio, que se encuentra en albaricoques secos y verduras de hoja verde, como la espinaca, es fundamental en cualquier dieta saludable. Ayuda a regular la presión sanguínea y a conciliar el sueño, mejora la circulación, previene osteoporosis, estimula el metabolismo y alivia los dolores musculares o espasmos. Los síntomas de la falta de magnesio son taquicardias, migrañas y calambres musculares.

Beber demasiado café, ingerir alimentos azucarados o engullir platos procesados ya preparados son acciones que disminuirán tus índices de magnesio. Puedes comprar comprimidos de magnesio, pero consulta con el farmacéutico la dosis que te convendría.

◆ La crema de avena y el plátano contienen serotonina, la hormona del bienestar.

◆ El pescado, como el salmón y el atún, contiene omega 3, que puede evitar que las hormonas del estrés, la adrenalina y el cortisol se disparen. Además protege de la depresión y del síndrome premenstrual.

◆ Los frutos secos tienen muchas vitaminas. Las almendras son ricas en vitaminas B y E, que estimulan tu sistema inmunológico y además son una fuente de grasa saludable.

◆ Los aguacates y los plátanos tienen potasio, que disminuye la presión sanguínea.

✪ Ejercicio

Hacer ejercicio no solo es una forma excelente para distraerse del estrés, sino que además es perfecto para liberar frustraciones contenidas o agresividad. Cuando practicas deporte, el cuerpo quema calorías e invierte los cambios físicos que has sufrido por el estrés. Por si fuera poco, también libera endorfinas, esas hormonas que te hacen sentir bien. Además, ayuda a regular la presión sanguínea, lo cual es bueno para el corazón.

Si no estás acostumbrado a hacer ejercicio, empieza poco a poco. Apúntate a un gimnasio y habla con un entrenador personal para que te dé algunos consejos o acude al médico de cabecera.

Escoge una actividad que te guste. Si odias salir a correr y no has movido un dedo en años, proponerte correr una maratón solo puede acabar de una manera: frustración. Si te propones objetivos realistas y practicas actividades que te gustan, como caminar, nadar o bailar, es más probable que las incorpores a tu rutina.

✪ Reduce (o elimina) bebida, drogas, nicotina y cafeína

Todo es jauja, hasta que tu corazón se resiente y empiezan a temblarte las manos. El alcohol, las drogas, el tabaco y la cafeína son sinónimo de «solución rápida» y por eso, a largo plazo, cuando estás estresado recurres a ellos (sí, incluso la cafeína). La cafeína y la nicotina son estimulantes (además de drogas recreacionales) y por lo tanto imitan el reflejo de lucha o huida (los síntomas físicos de la ansiedad). A corto plazo te hacen sentir bien, pero tarde o temprano se producirá el inevitable bajón. Si estás en modo lucha o huida y te tomas un espresso o un refresco con gas (la mayoría de los cuales contiene cafeína), tu cuerpo no sabrá qué hacer. Tan solo exagerarás los síntomas que ya estabas sufriendo.

El alcohol es un depresivo. Ralentiza la respiración y relaja los músculos. Cada uno tenemos niveles de tolerancia diferentes y, sin duda, sabrás cuáles son los tuyos. Ten cuidado, sobrellevar una resaca cuando estás estresado no es fácil. Te ahogará la sensación de culpabilidad y entrarás en un ciclo de paranoia que, a su vez, disparará tu reflejo de lucha o huida.

La norma es la siguiente: conoce tus límites. Tomarte un refresco o un café puede calmarte mucho cuando estás estresado; de hecho, el mero hecho de servirte la bebida puede llegar a ser muy relajante. Los problemas vienen cuando te excedes, o cuando recurres a ellos en el momento equivocado. Siempre debes tener presente cuáles son las repercusiones. No queremos parecer la abuela cascarrabias de la familia, pero evitar estos pequeños gestos te ahorrará muchas preocupaciones.

✪ Duerme lo necesario

No queremos hacer demasiado hincapié en la importancia del sueño para estar relajado (básicamente porque hemos escrito todo un libro sobre el tema, *Este libro te hará dormir*).

La falta de sueño es un síntoma común del estrés y la ansiedad. Si te cuesta dormir, es importante intentar seguir una rutina, acostarse a una hora similar cada día y despertarse a la misma hora cada mañana para que el cuerpo sepa cuándo debe dormir. Evita echar cabezaditas y controla la cafeína, el alcohol y la nicotina, puesto que son elementos que alteran el ciclo del sueño.

Hay un par de cosas que puedes hacer para mejorar tus hábitos de sueño. Para empezar, mejora el lugar donde duermes. Es fundamental que el espacio sea acogedor y relajante. Esto puede depender de tus preferencias personales y todos somos diferentes, pero convertir tu habitación en un rincón de calma es un buen inicio.

Cosas a tener en cuenta:

◆ Comodidad. ¿El colchón es demasiado blando o duro?
◆ Luz. Cuando te acuestes la habitación debe estar lo más oscura posible, puesto que estamos programados para despertarnos con la luz del sol. Si en tu habitación entra mucha luz, plantéate invertir en persianas o en una máscara para ojos.
◆ Ruido. Aunque creas que puedes dormir junto a un taladro,

cuando estás estresado estás más sensible a las distracciones, y el ruido es una de ellas. Si en tu habitación se oye mucho ruido, cómprate unos tapones.

◆ Temperatura y ventilación. Si hace mucho calor, te costará conciliar el sueño. Una habitación fresca es ideal para dormir, aunque asegúrate de que el frío no sea excesivo.

✪ Baja el ritmo
Mentalmente

Todo el mundo tiene un smartphone, un iPad, una Blackberry o un reproductor MP3. Estamos disponibles las 24 h del día y nadie lo duda. Estar siempre conectado a las redes sociales nos tranquiliza, porque creemos estar al día de todo y nos sentimos satisfechos cuando la gente responde a nuestros comentarios o marca con un «me gusta» algo que hemos subido.

Sin embargo, la sobrecarga tecnológica guarda una estrecha relación con el estrés (estamos convencidos de que lo primero que has hecho esta mañana, incluso antes de levantarte de la cama, ha sido comprobar el teléfono. ¿No es tu caso? Pues enhorabuena, formas parte de la minoría). Nunca desconectamos, a menos que lo hagamos a propósito. Y es entonces cuando nos preocupamos por las consecuencias que puede acarrear nuestra falta de vida cibernética.

Si te sientes identificado, empieza a fijarte en cuánto tiempo pasas conectado o con un aparato electrónico en la mano. A veces jugamos con el móvil sin querer, porque estamos aburridos. Pues no lo hagas. Desconecta de vez en cuando. Por ejemplo, oblígate a no mirar el teléfono hasta que salgas de casa. Te sorprenderá darte cuenta la de veces que lo consigues de forma automática. Te prometemos que si desconectas una hora del teléfono, tu mente gozará de más tranquilidad.

Físicamente

Ir deprisa y corriendo a todas partes forma parte del día a día, pero es estresante. Cuando estás ajetreado, tu cuerpo tiene la impresión de que va tarde, y eso provoca ansiedad. No se nos ocurre ninguna situación en que llegar tarde no resulte estresante (si llegas tarde para hacerte el interesante no cuenta, ¿vale?). Resérvate cinco minutos de cada tarea que tengas en mente para evitar ir con el agua al cuello. Así no tendrás que abrirte paso entre empujones o hacer malabarismos con cuatro bolsas mientras saltas de escalón en escalón.

Todo es más sencillo si te sobra tiempo. El mero hecho de caminar en lugar de correr da una imagen de calma que, además, se contagia. Los demás creerán que tienes la sartén por el mango y, con el tiempo, tú también.

Para frenar el ritmo, tanto a nivel físico como mental, no intentes hacer mil cosas al mismo tiempo, ve paso a paso. No tardarás en serenarte.

✪ Habla las cosas

Es fundamental hablar. Reprimir las emociones solo conllevará más estrés, preocupación, ansiedad y, seguramente, algún tipo de explosión.

Hablar con gente (ya sean compañeros de trabajo, amigos, familia o incluso un desconocido en el autobús) puede ayudarte a reflexionar sobre lo ocurrido y contemplarlo desde una perspectiva diferente. A veces, el mero hecho de explicar las cosas en voz alta nos aleja del problema y nos ayuda a verlo desde un punto de vista menos negativo y pesimista. Los tópicos de siempre suelen llevar parte de razón y «las penas compartidas son menos penas» es un buen ejemplo. Aunque el problema no desaparece como por arte de magia, la sensación de tener aliados hará que parezca menos intimidante.

No pretendemos animarte a que comentes cada pequeño detalle que te ocurra, pero evitar compartir problemas que te afectan puede provocar frustración, impotencia e ira. Sentirás que te has quitado un peso de encima después de haberte desahogado, créenos. Además, charlar sobre nuestras inquietudes aclara malos entendidos, crea soluciones y te hace sentir menos solo.

✪ Ver el lado divertido de las cosas

La risa es la mejor medicina para casi todo. Un grupo de investigación de la Universidad de Oxford descubrió que cuando reímos el cuerpo libera endorfinas que actúan como analgésicos naturales, y por eso nos sentimos mejor después de una buena carcajada. El grupo se dividió en dos: mientras unos se dedicaban a ver programas catalogados como «aburridos», como un campeonato de golf (no es broma) durante quince minutos, el resto veía programas cómicos. Los científicos descubrieron que aquellos que se habían desternillado de risa eran capaces de soportar un 10 por ciento más de dolor que antes de ver el programa. El otro grupo sufrió el efecto contrario, podían soportar menos dolor.

Ahí lo tienes: reírse es bueno. A nivel físico te ves más

capaz de abordar un asunto porque estás más calmado. Tu mente se olvida por un momento del estrés y puede observar lo que está ocurriendo desde otra perspectiva.

✪ Evitar conflictos innecesarios

Los conflictos y enfados suelen ser consecuencias del estrés, puesto que estamos más frustrados e irritados. Por ejemplo: si estás conduciendo y estresado, es más probable que grites a los demás conductores y maldigas el viaje. La ira es como el velcro, se aferra a ti y cuesta una barbaridad despegarse. Y si estás de mal genio, hasta la más mínima tontería puede sacarte de tus casillas. Sin embargo, si estás de malas pulgas todo el tiempo te convertirás en alguien negativo, inseguro y, en general, esquivo.

La próxima vez que te enfades, respira hondo varias veces antes de reaccionar. Disparar réplicas por e-mail o en persona solo servirá para agravar la situación. No busques pelea porque es absurdo ponerse agresivo (el único que pierde eres tú). Da igual lo que haya ocurrido, o lo mucho que te haya molestado, todo problema parece menos peliagudo después de respirar hondo (cuenta hasta cinco como mínimo) y, si es posible, aléjate de la situación varios minutos. Este ejercicio te servirá para bajar las pulsaciones y recuperar el control. Una vez más tranquilo, valora la situación. La ira puede nublarte las ideas; te hace ver las cosas en blanco y negro, ignorando por completo la escala de grises. Para evitar que esto ocurra, no emitas juicios de valor antes de tiempo. Si sigues creyendo que la situación exige una respuesta rotunda, escribe ese e-mail o habla con la persona en cuestión, pero no lo hagas en caliente.

✪ Reserva algo de tiempo para los amigos y la familia

Nadie debería subestimar la importancia del apoyo social.
Aunque no te apetezca salir de casa, charlar con tus amigos te
distraerá y servirá para darte cuenta de que hay vida más allá
de tus preocupaciones.

Próximos pasos...

Te aseguramos que, si pones en práctica todas estas estrategias,
conseguirás mantener una conducta tranquila y serena,
independientemente de lo que haya ocurrido. Introducir estos
pequeños cambios en tu día a día conllevará un cambio mucho
mayor. Te sentirás con el control de cualquier situación, más
satisfecho y más feliz, sensaciones que te ayudarán a plantarle
cara al estrés.

Los «imperdibles» del capítulo

✓ Llevar una vida saludable, hacer ejercicio y vigilar lo que
comes te ayudará a afrontar mejor los problemas.

✓ Si bajas el ritmo, tanto a nivel físico como mental, tu
cabeza te lo agradecerá, ya que estará más descansada.

✓ La comunicación y el apoyo social son fundamentales
siempre, sea cual sea el problema.

Un último mensaje

¡*F*elicidades! Has conseguido llegar al último capítulo y, con suerte, te sentirás más calmado que cuando empezaste a leer este libro. El hecho de haber pasado a la acción y negarte a aceptar que el estrés y la ansiedad son sensaciones permanentes en tu día a día es algo de lo que deberías estar más que orgulloso.

Si te sientes más seguro de ti mismo y capaz de superar cualquier obstáculo que se interponga en tu vida, por favor te lo pedimos, date unas palmaditas en la espalda y tómate una copa de champán. Llevar a cabo estos cambios habrá sido (y seguirá siendo) difícil, pero debes felicitarte por haber llegado hasta aquí. No subestimes todo lo que has logrado (aunque tan solo te sientas una pizca más calmado, ya es motivo de celebración). Si quieres averiguar hasta dónde has llegado, responde las siguientes preguntas:

1. Después de leer el libro, ¿cómo te sientes?

    A) Igual, sin cambios
    B) Un poquito mejor, estoy empezando a seguir los consejos
    C) Mejor, de hecho ya noto las mejorías
    D) Genial, no soy el mismo

Si tu respuesta es la opción A, ¿de veras invertiste toda tu energía en aplicar las estrategias? ¿Estás dispuesto a probarlas de nuevo? Si todavía tienes dificultades y el libro no te ha ayudado tanto como esperabas, te aconsejamos que hables con tu médico de cabecera para que te recomiende otro tipo de tratamiento. Además, al final del libro encontrarás varias páginas web que pueden ser de gran utilidad.

Si respondes B, C o D puedes darte por satisfecho. A partir de ahora, si aplicas lo aprendido, las cosas solo pueden ir a mejor.

2. **¿Qué estrategias en particular te han parecido útiles?** No tires la toalla, sigue practicando hasta interiorizarlas por completo.

3. **¿Qué «ideas para llevar» (al final de cada capítulo) te han tocado la fibra sensible?** Escríbelas en una libreta, o en tu diario personal, para poder acudir a ellas cuando necesites un estímulo para motivarte.

4. **¿Qué red de apoyo tienes para mantener todo lo aprendido?** Si todavía no lo has hecho, coméntale a tu familia o amigos lo que has estado haciendo. Su apoyo y ánimo te motivarán y el mero hecho de decir las cosas en voz alta te ayudará a alejarte un poco del problema para verlo con más claridad.

5. **¿Qué posibles obstáculos crees que pueden cruzarse en tu camino en un futuro?** Anótalos y trata de buscar posibles soluciones.

6. **¿Estás dispuesto a dejar de evitar problemas y de postergar decisiones para empezar a plantearte maneras para afrontarlos?**

7. **¿Vas a olvidarte del clásico «¿y si?» y de las preocupaciones que no dependen de ti para centrarte únicamente en los problemas que sí puedes solucionar?**

8. **¿Vas a fijarte tanto en los factores positivos como negativos de todas las situaciones?**

9. **Repasa la lista de síntomas del capítulo 2 una vez más. ¿Ha habido cambios a mejor?**

10. ¿Cuándo vas a empezar a pensar diferente?

A) Ya he empezado

B) Hoy

C) Mañana

D) La semana que viene

E) El año que viene

D) No me lo he planteado

El objetivo de estas preguntas no es atormentarte o angustiarte, puesto que no hay respuestas correctas o incorrectas. Tan solo es una forma de valorar cómo te sientes ahora y ver si hay algo en concreto que merezca tu atención. Tienes las herramientas necesarias para lidiar con el estrés, pero cómo las utilizas depende de ti. Si estás dispuesto a realizar cambios en tu vida, enhorabuena. Es duro, pero gratificante. Y funciona.

Si hay partes del libro que no has aplicado en tu día a día, no te preocupes. Vuelve a leer el capítulo en cuestión e inténtalo sin olvidar por qué quieres cambiar. Resulta muy difícil modificar nuestro comportamiento o forma de pensar, sobre todo cuando llevamos muchos años viviendo de acuerdo con esos hábitos. Pero no es imposible. El paso más difícil suele ser plantearse hacer una cosa de forma distinta, ¡pero al leer este libro ya has dado ese paso! No tires la toalla y prueba todos nuestros consejos. Solo así podrás comprobar si funcionan. Cuidado, no te presiones demasiado e intentes cambiar de la noche a la mañana. Estas cosas requieren su tiempo, pero será tiempo bien invertido. Por desgracia, no puedes deshacerte del estrés y la ansiedad por completo ya que forman parte de la vida (aunque bajo ningún concepto deben gobernarla).

Ahora que estás un poco más tranquilo, puedes empezar a planear el futuro. Queremos que te plantees una serie de objetivos que te veas capaz de alcanzar y así sentirte esperanzado, satisfecho y realizado. Es como una lista de «cosas por hacer» pero a una escala mayor. Puedes proponerte objetivos a corto, medio y largo plazo. Empieza a pensar qué te gustaría hacer la semana, el mes o el año próximo y cómo aspiras a sentirte. Si reflexionas sobre lo que quieres hacer en un futuro y trazas un plan, es mucho más probable que lo consigas. Además, ten en cuenta qué estrategias te han llamado la atención y planea cómo piensas seguir utilizándolas y cómo te ayudarán a lograr tus metas. Para poder evaluar tu progreso, en un par de meses, o incluso un año, vuelve a leer el libro. Te darás cuenta de lo que has cambiado y además te servirá para refrescar las ideas. No dejes la libreta olvidada en un cajón, ojéala de vez en cuando para recordar cómo lidiaste con una situación o solucionaste un determinado problema. Ten presente que una acción pasada es el mejor modo de predecir el futuro. Ya sufriste estrés y ansiedad antes y lo superaste, así que volverás a hacerlo sin problemas.

Al fin y al cabo, la idea es realizar cambios a largo plazo. Por supuesto habrá momentos en que meterás la pata, pero las estrategias y técnicas están ahí para usarlas. Incorpóralas a tu día a día y utilízalas para sentirte más feliz y calmado.

Recuerda: el estrés no te controla. Puedes, y debes, recuperar las riendas de tu vida. Es el único camino hacia la felicidad, la serenidad y la seguridad. Solo así te sentirás capaz de enfrentarte a cualquier obstáculo que se interponga en tu vida.

¡Buena suerte!

Lecturas recomendadas

◆ Helen Kennerly, *Overcoming Anxiety* [Superar la ansiedad]. Londres, Constable & Robinson, 2009.
◆ Lee Bronson y Gilliant Todd, *Overcoming Stress* [Superar el estrés]. Londres, Constable & Robinson, 2009.
◆ Robert Leahy, *The Worry Cure* [La cura de la preocupación]. Londres, Piatkus, 2008.
◆ Dennis Greenberg y Christine Padesky, *El control de tu estado de ánimo: Manual de tratamiento de terapia cognitiva para usuarios* (Ediciones Paidós, 1998).

Agradecimientos

Gracias a todos aquellos que creyeron en este proyecto y que nos han ayudado a convertirlo en una realidad. Mil gracias a nuestras magníficas familias, en particular a Ben, Jack, Max y Edie. Nuestra *más sincera gratitud también a Jane Graham Max, nuestra agente, por sus sabios consejos, a Kerry Enzor, nuestra editora, por su entusiasmo contagioso, y a Peggy Sadler, por sus excelentes conocimientos de diseño. Jessamy también desea dar las gracias a los psicólogos, profesionales de la salud y pacientes que la han ayudado a formarse, la han apoyado e inspirado.